Sangeeta Nawal
Rajesh Nawal

Lasers em medicina dentária

Sangeeta Nawal
Rajesh Nawal

Lasers em medicina dentária

ScienciaScripts

Imprint

Any brand names and product names mentioned in this book are subject to trademark, brand or patent protection and are trademarks or registered trademarks of their respective holders. The use of brand names, product names, common names, trade names, product descriptions etc. even without a particular marking in this work is in no way to be construed to mean that such names may be regarded as unrestricted in respect of trademark and brand protection legislation and could thus be used by anyone.

Cover image: www.ingimage.com

This book is a translation from the original published under ISBN 978-3-659-68642-9.

Publisher:
Sciencia Scripts
is a trademark of
Dodo Books Indian Ocean Ltd. and OmniScriptum S.R.L publishing group

120 High Road, East Finchley, London, N2 9ED, United Kingdom
Str. Armeneasca 28/1, office 1, Chisinau MD-2012, Republic of Moldova, Europe
Printed at: see last page
ISBN: 978-620-7-85246-8

ÍNDICE DE CONTEÚDOS:

CAPÍTULO 1

INTRODUÇÃO:

LASER é o acrónimo de **"Light Amplification by the Stimulated Emission of Radiation"** (Amplificação **da Luz por Emissão Estimulada de Radiação).** Um laser é um dispositivo que transforma a luz de várias frequências numa radiação cromática nas regiões do visível, do infravermelho e do ultravioleta, sendo todas as ondas da fase capazes de mobilizar imenso calor e potência quando focadas a curta distância.[1]

O rápido desenvolvimento da tecnologia laser, bem como uma melhor compreensão da interação do laser com os tecidos biológicos, alargou o espetro de possíveis aplicações do laser em medicina dentária.[2] O laser emite luz através de um processo denominado **emissão estimulada,** que se caracteriza pela radiação electromagnética colimada (paralela) e coerente (temporal e espacialmente constante) de um único comprimento de onda. Quando atinge os tecidos biológicos, a luz laser pode ser reflectida, dispersa, absorvida ou transmitida para os tecidos circundantes. A emissão do comprimento de onda influencia principalmente estes modos de interação no tecido alvo, pelo que deve ser selecionada com precaução para quaisquer intervenções de diagnóstico ou terapêuticas.

A amplificação é uma parte de um processo que ocorre no interior do laser. A identificação dos componentes de um instrumento laser é útil para compreender como a luz é produzida. No centro do aparelho existe uma cavidade ótica. O núcleo da cavidade é constituído por elementos químicos, moléculas ou compostos, que são designados por meio ativo. **Os lasers são designados genericamente pelo material do meio ativo,** que pode ser um recipiente de gás, um cristal ou um semi-con dutor de estado sólido. Em torno deste núcleo existe uma fonte de excitação, que pode ser um dispositivo estroboscópico de lâmpada de flash, um circuito elétrico ou uma bobina eléctrica, que bombeia a energia para o meio ativo. Existem dois espelhos, um em cada extremidade da cavidade ótica, colocados paralelamente um ao outro; ou, no caso de um semicondutor, existem duas superfícies polidas em cada extremidade.

Estes espelhos actuam como ressonadores e ajudam a colimar e amplificar o feixe em desenvolvimento. Um sistema de arrefecimento, lentes de focagem e outros controlos completam os componentes mecânicos.

A emissão estimulada é o processo que ocorre no meio ativo devido ao mecanismo de bombagem e foi postulado por Albert Einstein em 1916. As ondas luminosas produzidas pelo laser são uma forma específica de radiação, ou energia electromagnética. O espetro eletromagnético é o conjunto das ondas de energia que vão desde os raios gama, cujos comprimentos de onda são de cerca de 10-12 metros, até às ondas de rádio, cujos comprimentos de onda podem ser de milhares de metros.[2]

A aceitação dos lasers como alternativas viáveis aos métodos tradicionais em medicina foi um dos acontecimentos que criou uma explosão de interesse na última década pelo papel dos lasers em medicina dentária.[3] Com o rápido desenvolvimento da tecnologia laser, estão agora disponíveis novos lasers com uma vasta gama de características, que estão a ser utilizados em vários campos da medicina dentária.[4] A utilização inicial de lasers infravermelhos, como o dióxido de carbono (comprimento de onda de 10,6pm) e os lasers de rubi, para remover dentina cariada resultou numa remoção lenta do tecido e numa transferência excessiva de calor para a polpa dentária. A remoção tradicional de dentina cariada com uma broca envolve algum desconforto. Uma das principais vantagens dos lasers é a ausência de vibração, o que alivia grande parte do desconforto sentido pelos pacientes.[5]

O desenvolvimento de novos sistemas de aplicação, incluindo fibras finas e flexíveis, bem como novas pontas endodônticas, tornou possível a aplicação da tecnologia laser a vários procedimentos endodônticos, incluindo o diagnóstico pulpar, a capeamento pulpar/pulpotomia, a limpeza e desinfeção do sistema de canais radiculares, a obturação do sistema de canais radiculares, o retratamento endodôntico e a cirurgia apical.

O tratamento laser terapêutico, também designado por terapia laser de baixa intensidade, oferece inúmeras vantagens por não ser cirúrgico, promove a cicatrização dos tecidos e reduz o edema, a inflamação e a dor.[6] O dentista pode utilizar a cor para distinguir entre estruturas dentárias saudáveis e doentes. A absorção do laser é um dos factores mais importantes na interação do laser com os tecidos, e os diferentes tecidos dentários apresentam características de absorção variáveis.[7]

Embora o interesse na utilização clínica de sistemas laser para procedimentos endodônticos esteja a aumentar, existem ainda algumas preocupações associadas à sua utilização, principalmente a falta de estudos clínicos bem concebidos que demonstrem claramente as vantagens dos lasers em relação aos métodos e técnicas convencionais. A seleção dos comprimentos de onda adequados dos vários sistemas de laser requer formação avançada e uma compreensão informada das diferentes características de cada sistema de laser.[2]

CAPÍTULO 2

HISTÓRIA DOS LASERS:

YEAR	NAME OF THE SCIENTIST	ACHIEVEMENT/BREAKTHROUGH
1916	Albert Einstein	Theory of light emission, concept of stimulated and spontaneous emission.
1952	Charles H. Townes	Inventor of MASER(Microwave Amplification of Stimulated Emission of Radiation)at Columbia University- awarded Noble Prize in 1964.
1957	Gordon Gould	First document defining and coining the term LASER.
1958	Arthur L. Schwalow and Charles H. Townes	First detailed paper describing optical MASER credited with the invention of LASER.
1959	N.G. Basov	Independently invented MASER at Lebedev Labs. and was awarded Noble Prize in 1964.Also gave proposals for semiconductor lasers.
1960	Theodore H. Mainman	Invented first working laser based on ruby crystal on May 16th 1960 with a wavelength of 0.6943 micrometers.
1960	Arthur L. Schwalow and Charles H. Townes	Laser patented under number 2929922.
1960	Peter P. Sorokin and Merik J. Stevenson	Second laser based on uranium development by IBM Labs (wavelength 2.5mm).
1961	Javan, Bennet and Harriot	First gas laser, at a wavelength of 1.15 micrometers in a He-Ne gas mixture with neon as emitting atom.
1961	J.C. Polani	Proposal of a chemical laser.
1962	Robert Hall	Invention of semiconductor laser with a wavelength of 0.84 micrometers.
1962	Fred Brech and Lloyd G. Cross	First laser induced breakdown spectroscopy (LIBS).
1963	C.K.N. Patel	CO_2 laser with a wavelength of 10μm.
1963	N. Bsov	Proposal of gas-dynamic lasers.
1964	Geusic et al	Stimulated emission of Nd:YAG laser.
1964	Bob Thomas and H.M Markos	Demonstrated working of 1st Nd:YAG laser.
1964	William bridges	Argon-ion laser with a emission wavelength of 0.514μm (xenon) and 0.488μm (krypton).
1966	Schafer et al	Dye laser.
1967	Pimentel et al	First hydrogen fluoride (HF) laser.
1968	M. Ross	First pumped Nd:YAG laser.
1969	Tiffany et al	First powerful CO_2 laser (kW range).
1970	N.G. Basov	First excimer lasers based on xenon.

1971	John Madey et al	Proposals for free electron lasers.
1978	Walling et al	Solid -state lasers based on Alexandrite
1979	Soda et al	First surface emitting laser diodes.
1987	D. Payne	Development of Er:YAG laser.
1999	Kozuma et al	First atom laser.
2000	Alferov and Kroemer	Received Noble Prize in the field of semiconductor physics for studying type of substances used to build semiconductor lasers.[8]

CAPÍTULO 3

FÍSICA DE LASER:

A radiação electromagnética é a energia transmitida através do espaço. Pode ser vista quer como ondas propagadas de energias características, quer como parcelas discretas (e as mais pequenas) de energia chamadas **fotões.** A radiação electromagnética é quantificada em termos de duas formas recíprocas de medição: **a frequência** (v), expressa em Hertz (Hz) ou ciclos por segundo, e **o comprimento de onda** (λ), expresso em unidades métricas de comprimento (Fig.6). As unidades utilizadas numa determinada aplicação são, em grande medida, uma questão de convenção. O comprimento de onda da radiação na região visível do espetro (Fig.7) define a cor da luz. A luz solar normal ou a luz de lamparina são compostas por muitos comprimentos de onda; mesmo a luz colorida que passa através de um filtro representa um largo espetro de muitos comprimentos de onda. Esta luz emana em todas as direcções a partir da sua fonte. A intensidade diminui com o inverso do quadrado da distância à fonte.[9]

Figura 6: Espectro eletromagnético mostrando o fotão, a frequência e o comprimento de onda

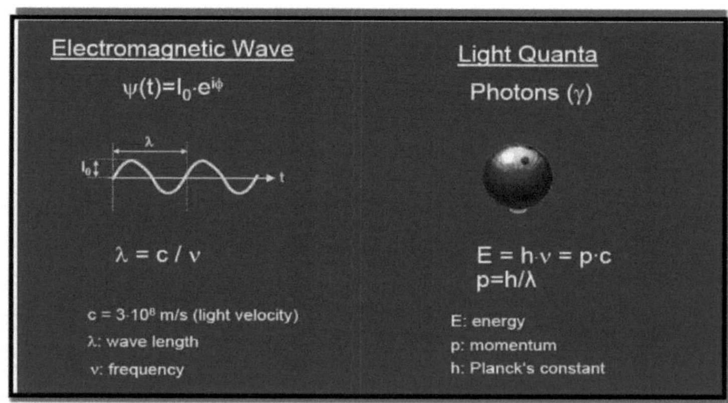

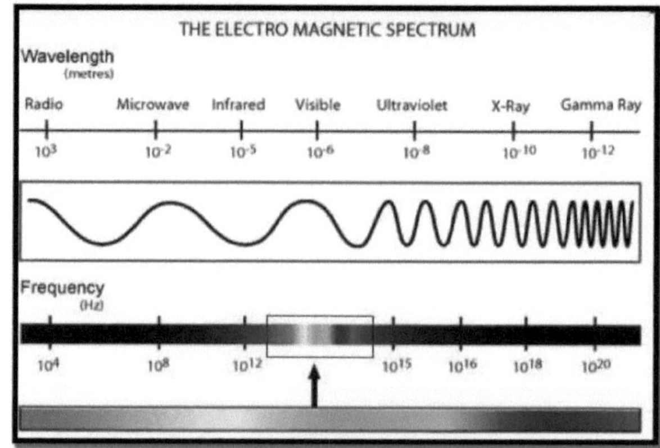

Figura 7; Espectro eletromagnético

O laser é um dispositivo que converte energia eléctrica ou química em energia luminosa. Ao contrário da luz normal, que é emitida espontaneamente por átomos ou moléculas excitados, a luz emitida pelo laser ocorre quando um átomo ou molécula retém o excesso de energia até ser estimulado a emiti-la. A radiação emitida pelos lasers, incluindo tanto a luz visível como a invisível, é geralmente designada por radiação electromagnética. Albert Einstein propôs o conceito de emissão estimulada de luz. Descreveu três processos:

- Absorção
- Emissão espontânea
- Emissão estimulada.

Os átomos (iões ou moléculas) no seu **estado** mais baixo de energia ou **estado fundamental** possuem uma quantidade intrínseca de energia. Todas as partículas que fazem a transição entre os mesmos dois níveis de energia emitem luz com energia e comprimento de onda idênticos.

Quando um átomo é atingido por um fotão (quanta de luz), há uma transferência de energia que provoca um aumento da energia do átomo. Este processo é designado por **absorção** (Fig. 8).

O fotão deixa então de existir, e um eletrão no interior do átomo passa para um nível de energia mais elevado. O átomo é assim bombeado para um estado excitado a partir do estado fundamental. No estado excitado, o átomo é instável e em breve decairá espontaneamente de volta ao estado fundamental, libertando a energia armazenada sob a forma de um fotão emitido. Este processo é designado por **emissão espontânea.** Se um átomo no estado excitado for atingido por um fotão de energia idêntica à do fotão a ser emitido, a emissão pode ser estimulada para ocorrer mais cedo do que aconteceria espontaneamente. Esta interação estimulada faz com que dois fotões idênticos em frequência e comprimento de onda deixem o átomo. Trata-se de um processo de **emissão estimulada.**[10]

<u>**Figura 8: Diagrama de energia**</u>

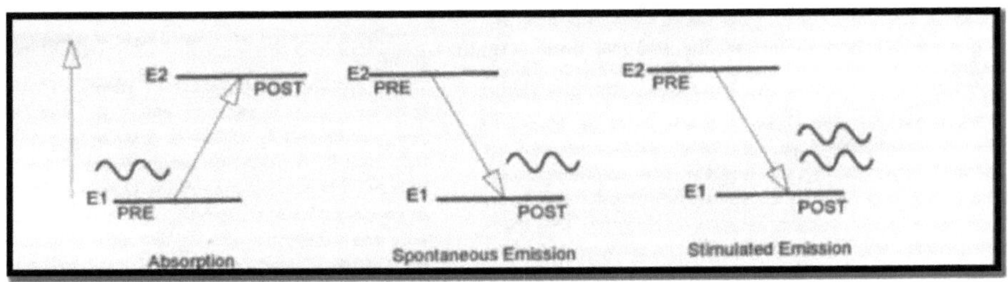

O laser é um tipo de gerador de ondas electromagnéticas. O laser emitido tem três características:

1. **Monocromático:** em que todas as ondas têm a mesma frequência e energia.

2. **Coerentes:** todas as ondas estão numa determinada fase e estão relacionadas umas com as outras, tanto em termos de velocidade como de tempo.

3. **Colimado:** todas as ondas emitidas são quase paralelas e a divergência do feixe é muito baixa.

As ondas diferem em termos de intensidade (que é a amplitude da frequência de oscilação, ou seja, o número de vezes que vibram) e de comprimento (que é a distância entre as suas cristas). A principal caraterística diferenciadora do laser é o comprimento de onda, que depende do meio laser e do modo de excitação, por exemplo, onda contínua ou modo de impulso.

Os diferentes comprimentos de onda podem ser classificados em três grupos:

1. A gama UV (ultra-espetro de aproximadamente 400-700 nm).

2. A gama VIS (espetro visível de aproximadamente 400-700 nm).

3. A gama de infravermelhos (espetro de infravermelhos que é de aproximadamente 700 nm) até ao espetro de micro-ondas.

<u>Figura 9: Diferentes comprimentos de onda no espetro eletromagnético</u>

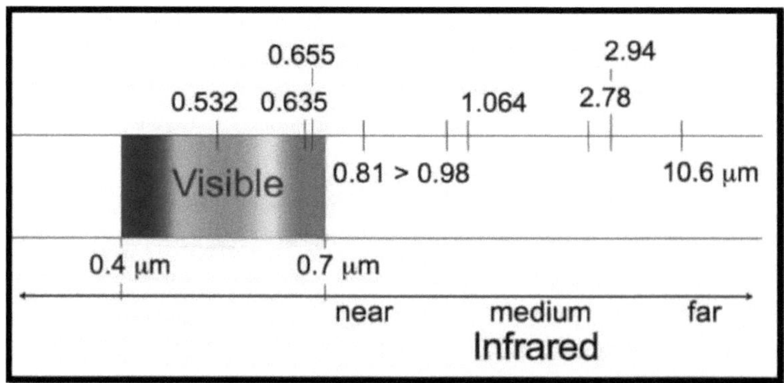

Os lasers são dispositivos de produção de calor que convertem a energia electromagnética em energia térmica. A caraterística de um laser depende do seu comprimento de onda (WL), e o comprimento de onda afecta tanto as aplicações clínicas como a conceção do laser. O comprimento de onda utilizado em medicina e medicina dentária varia geralmente entre 193 nm e 10600 nm, representando um amplo espetro que vai do ultra-violáceo ao infravermelho distante. Os primeiros lasers mais utilizados em medicina dentária são o CO_2 e o Nd:YAG. Uma vez que o feixe de ambos os lasers se situa na gama do infravermelho distante no espetro, não são visíveis, pelo que estes lasers utilizam frequentemente fibra de quartzo que incorpora um laser de hélio-néon coaxial de 630 nm no dispositivo para atuar como um feixe de orientação e facilitar a utilização.[11]

CAPÍTULO 4
SISTEMA DE ENTREGA DE LASER:

Os lasers são constituídos por um pequeno número de componentes básicos, como se mostra na figura 10. Um **meio ativo de laser,** que pode ser sólido, líquido ou gasoso, é encerrado numa **cavidade laser** delimitada por dois reflectores (espelhos) perfeitamente paralelos. A radiação de alta energia é bombeada para o meio ativo por meio de uma **fonte de bomba.**

A fonte de bombeamento é a energia geralmente fornecida por uma descarga ótica ou eléctrica intensa. A energia da fonte de bombeamento é absorvida pelo meio ativo até que a maioria dos átomos, iões ou moléculas atinja o seu estado energético superior. Esta é uma condição conhecida como **inversão de população** e é uma condição necessária para gerar luz laser. Os dois reflectores paralelos estão situados nas extremidades da cavidade laser e actuam para limitar a luz ao longo e dentro do eixo da cavidade.

Assim, a luz é repetidamente rebatida entre os reflectores. Isto estimulará a emissão de ainda mais fotões (amplificação) nessa direção axial. A luz que viaja noutras direcções escapa à cavidade e perde-se como calor. Um dos espelhos é apenas parcialmente refletor, permitindo que parte da luz escape da cavidade sob a forma de um feixe de luz laser.

Diferentes meios de laser, devido à sua estrutura atómica, molecular ou iónica e aos seus níveis de energia específicos, emitem luz com comprimentos de onda característicos.[9]

Figura 10: Um sistema laser

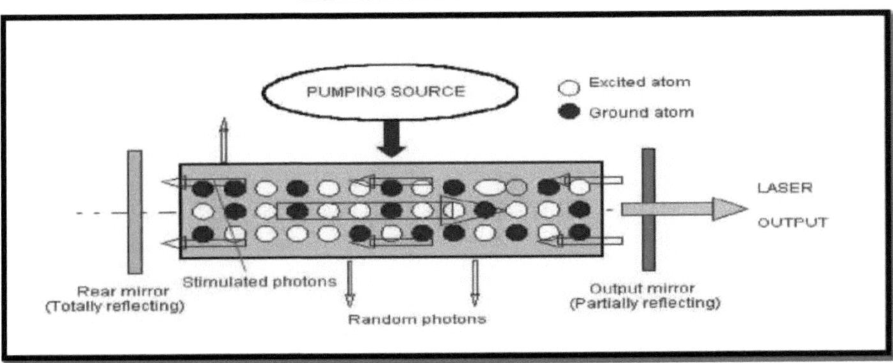

1. Meio ativo;

Um material, natural ou artificial, que, quando estimulado, emite luz laser. Este material pode ser um sólido, um líquido ou um gás. O primeiro laser dentário utilizava um cristal de granada de ítrio-alumínio dopado com neodímio (Nd:YAG) como meio ativo.

O YAG é um cristal complexo com a composição química $Y_3 Al O_{I52}$. Durante o crescimento do cristal, 1% de iões de neodímio (Nd^{3+}) são dopados no cristal de YAG. Outros lasers importantes para a medicina dentária utilizam terras raras e outros iões metálicos numa estrutura cristalina de YAG "dopada", por exemplo, érbio (Er:YAG) e hólmio (Ho:YAG), juntamente com outro granada de ítrio, escândio e gálio dopado com érbio e crómio (Er,Cr:YSGG).

O 'meio ativo', por exemplo, CO_2 , Nd:YAG, define o tipo de laser e o comprimento de onda de emissão do laser (10 600 nm e 1 064 nm, respetivamente). Os átomos do meio ativo são absorvidos pelo processo de emissão de luz.

2. Mecanismo de bombagem:

Trata-se de uma fonte de energia primária criada pelo homem que excita o meio ativo (fig. 11 a). Trata-se normalmente de uma fonte de luz, quer seja uma lanterna ou uma luz de arco, mas pode ser uma unidade de laser de díodos ou uma bobina electromagnética.

A energia desta fonte primária é absorvida pelo meio ativo, resultando na produção de luz laser. Este processo é muito ineficiente, com apenas cerca de 3-10% da energia incidente a resultar em luz laser, sendo o restante convertido em energia térmica.

A dinâmica da energia incidente ao longo do tempo tem uma influência fundamental nas características do modo de emissão de um determinado laser. Uma descarga eléctrica de alimentação contínua resultará numa alimentação contínua semelhante de emissão de luz laser.

<h2 style="text-align:center">Figura 11; Sistema de entrega por laser</h2>

a.) Um sistema de bombagem laser de quatro níveis

b.)Diagrama esquemático de um laser básico

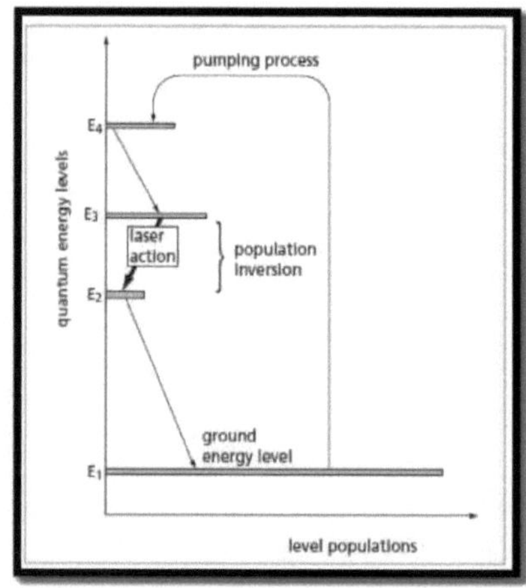

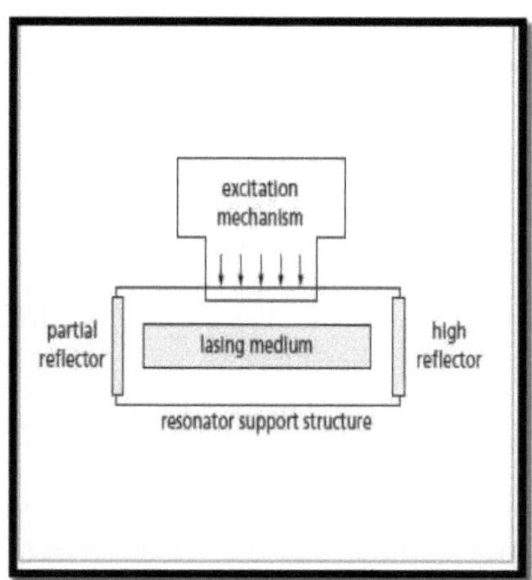

3. Ressonador ótico;

A luz laser produzida pelo meio ativo estimulado é rebatida para trás e para a frente através do eixo da cavidade laser, utilizando dois espelhos colocados em cada extremidade, amplificando assim a potência. O espelho distal é totalmente refletor e o espelho proximal é parcialmente transmissivo, de modo a que, com uma determinada densidade de energia, a luz laser escape para ser transmitida ao tecido alvo.

4. Sistema de entrega;

Dependendo do comprimento de onda emitido, o sistema de entrega pode ser uma fibra ótica de quartzo, um guia de ondas oco flexível, um braço articulado (com espelhos incorporados) ou uma peça de mão que contém a unidade laser (atualmente apenas para lasers de baixa potência).[12]

a) Sistemas de entrega com braço articulado:

Consiste numa série de tubos ocos rígidos com espelhos em cada articulação (denominada junta) que reflectem a energia ao longo do comprimento do tubo. Estas articulações existem para permitir que o braço de entrega seja dobrado e configurado de forma a aproximar a peça de mão do tecido alvo. A energia laser sai do tubo através de uma peça de mão (Fig. 12).

Figura 12: Sistema de distribuição com braço articulado

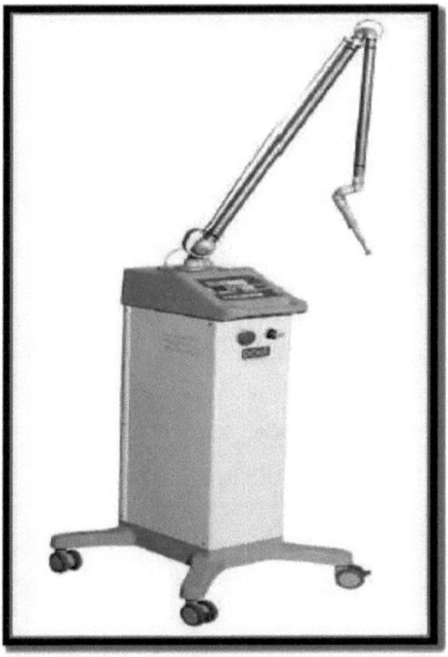

<u>Vantagens:</u>

1. a   enorme flexibilidade do braço permite a rotação em torno do eixo normal dos espelhos.

2.   a utilização de braços telescópicos permite alterar o comprimento do braço.

<u>Limitações:</u>

1) Difícil de remover lesões discretas na cavidade oral devido à difícil manobra tridimensional do braço.

2.   volumosos e com sistema sem contacto.[13]

b) Sistema de guia de ondas ocas:

A guia de ondas é um tubo único, longo e semi-flexível, sem articulações nem espelhos. A energia laser é transmitida ao longo do lúmen interior refletor deste tubo e sai através de uma peça de mão na extremidade do tubo (Fig. 13).

Esta peça de mão é fornecida com vários acessórios que o dentista pode selecionar, dependendo do procedimento a realizar, e pode ser utilizada em **contacto ou sem contacto com o tecido alvo.**

Figura 13: Sistema de guia de ondas ocas

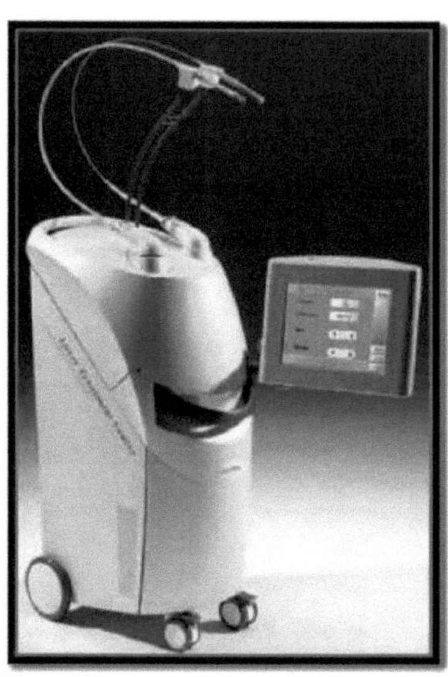

c) Sistema de distribuição por fibra ótica:

O sistema dLase Nd:YAG da American Dental Laser foi o primeiro instrumento deste tipo a utilizar um sistema de entrega de fibra ótica. Esta tecnologia de fibra ótica permite **o contacto com o tecido alvo.** Os cabos de fibra ótica estão ligados a uma pequena peça de mão. Os cabos de fibra ótica também são relativamente flexíveis. Esta flexibilidade permite uma fácil transmissão da energia laser através da cavidade oral (Fig. 14).

Figura 14: Sistema de distribuição por fibra ótica

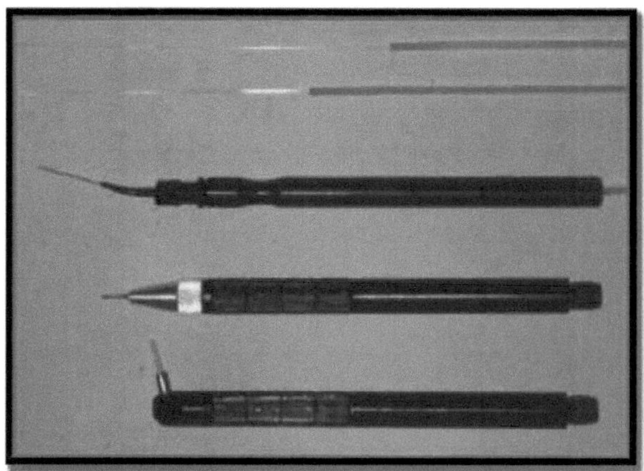

d) Sistema de fibra ótica arrefecido a ar:

Sistema de entrega de fibra ótica arrefecido a ar. Este tipo de sistema de entrega é exclusivo da **família** de lasers de **érbio**. Estas fibras especiais arrefecidas a ar terminam numa peça de mão com pontas de quartzo ou safira. Estas pontas são utilizadas ligeiramente (1-2 mm) **fora do contacto** com o tecido alvo.[8]

5. Sistema de arrefecimento

A produção de calor é um subproduto da propagação da luz laser. Aumenta com a potência de saída do laser e, por conseguinte, com lasers de corte de tecidos pesados, o sistema de arrefecimento representa o componente mais volumoso. Os sistemas de arrefecimento coaxial podem ser assistidos por ar ou água.

6. Painel de controlo

Isto permite uma variação da potência de saída com o tempo, acima da definida pela frequência do mecanismo de bombagem. Outras instalações podem permitir a alteração do comprimento de onda (instrumentos multi-laser) e a impressão da energia laser fornecida durante a utilização clínica.[14]

Figura 15: Construção típica de um laser de He Ne

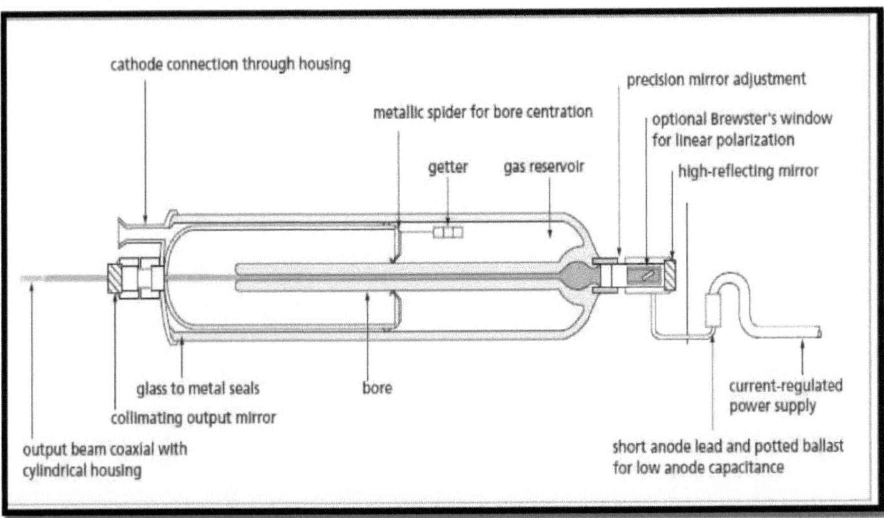

Figura 16 ;Construção de um laser de He Cd

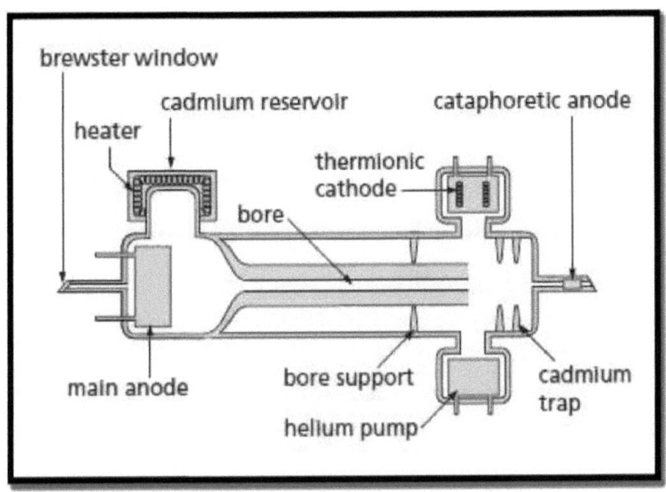

<u>**Figura 17 Lasers de iões arrefecidos a ar e a água**</u>

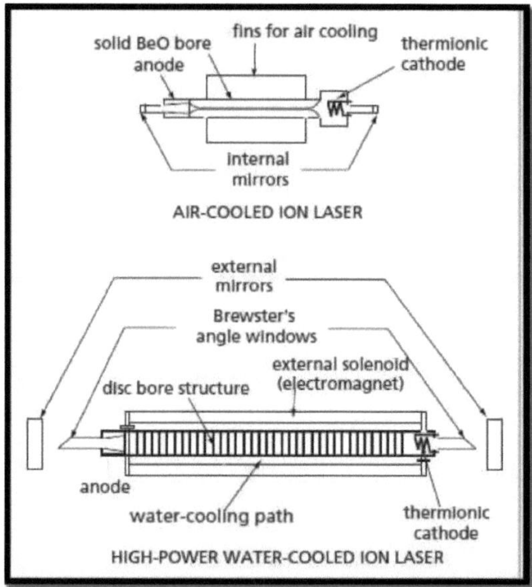

<u>**Figura 18: Esquema do sistema laser de CO2 de fluxo transversal**</u>

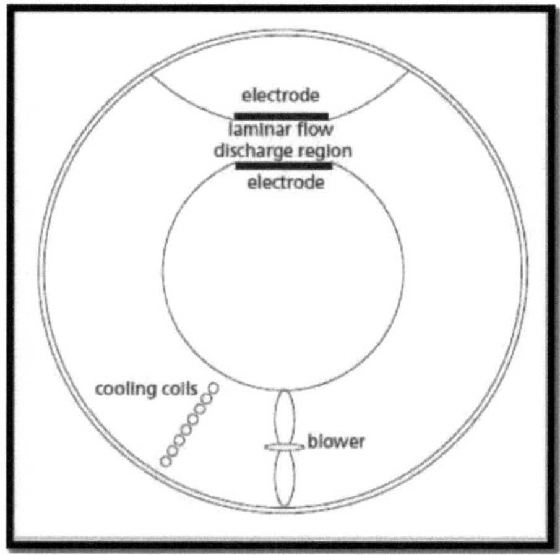

<u>MODO DE APLICAÇÃO DO LASER:</u>

Uma vez produzido o laser, a sua potência de saída pode ser fornecida nos seguintes modos:

A) Modo contínuo:

O laser emite radiação continuamente a um nível de potência constante entre 10 e 100W. O laser de CO_2 é o laser mais utilizado em cirurgia geral. Tal como a maioria dos lasers de gás, pode funcionar como um laser de onda contínua, mantendo uma descarga contínua através do gás.

B) Modo picado:

Um obturador que "corta" o feixe em sequências de impulsos curtos pode interromper a saída de um laser de onda contínua. O nível máximo de potência de cada impulso é o mesmo que o obtido no modo de onda contínua. A velocidade do obturador é de 100 a 500 ms (microssegundos).

C) Modo Gated:

O termo modo superpulsado é utilizado para descrever a saída de um laser de alta potência de pico com uma duração de impulso curta, normalmente entre centenas de microssegundos ($1ms = 1 \times 10^{-6}$ segundos). O impulso produzido durante a superpulsação pode ter uma taxa de repetição de 50 a 250 impulsos por segundo, o que permite que a saída do laser pareça quase contínua durante a utilização.

D) Modo pulsado:

Os lasers podem ser gated ou pulsados eletronicamente. Este tipo de gating permite que a duração dos impulsos seja comprimida, produzindo um aumento correspondente na potência de pico que é muito mais elevada do que a normalmente disponível no modo de onda contínua.

E) Modo Super Pulsado:

A duração do impulso é de um centésimo de microssegundos.

F) Modo Ultra Pulsado:

Este modo produz um impulso de saída de alta potência de pico que é mantido durante mais tempo e fornece mais energia em cada impulso do que no modo superpulsado. A duração do ultra-pulso é ligeiramente inferior.

G) Pulsação da lâmpada de flash:

Nestes sistemas, é utilizada uma lâmpada de flash para bombear o meio de iluminação, normalmente para lasers de estado sólido.[8]

H) Q-Switching:

Pulsos de duração ainda mais curta são obtidos com Q-switching. Um Q-switching simples utiliza um espelho rotativo como parte da cavidade ótica. Só quando o espelho rotativo está alinhado com precisão com o espelho de saída é que é possível obter lasing; assim, o lasing está limitado a um intervalo de tempo muito curto (1-10 nanossegundos).

Entre os alinhamentos, a energia é armazenada na população excitada. Assim, várias centenas de milijoules de energia podem ser espremidos em pulsos de nanossegundos.

I) Modo focado / desfocado:

Os lasers podem ser utilizados quer em modo focado quer em modo desfocado.

Um modo focado é quando o feixe laser atinge o tecido no seu ponto focal ou diâmetro mais pequeno. (Este diâmetro depende do tamanho da lente utilizada). Este modo também pode ser referido como o modo de corte.

No outro modo, que é o modo desfocado, o feixe de laser é afastado do plano focal. O tamanho do feixe que atinge o tecido tem um diâmetro maior, causando assim a vaporização de uma área maior de tecido. No entanto, a intensidade do laser da densidade de potência é reduzida. Este modo é também conhecido como modo de ablação.

J) Modos com e sem contacto:

No modo de contacto, a peça de mão em fibra é colocada em contacto com o tecido, enquanto que no modo sem contacto, a peça de mão é colocada afastada do tecido alvo.

No modo sem contacto, o médico opera com controlo visual com a ajuda de um feixe de mira ou observando o efeito de tecido que está a ser criado.[15]

CAPÍTULO 5

CLASSIFICAÇÃO E TIPOS DE LASERS:

De acordo com o Journal of Lasers in Medical Sciences[16]

Classificação dos lasers com base na potência:

A potência é um dos parâmetros importantes nos tratamentos com lasers. Qualquer médico que utilize lasers deve ser capaz de os reconhecer e conhecer as suas características. Com base na potência, os lasers são classificados em três grupos, como se segue:

A - Lasers de alta potência, quentes ou duros:

Estes lasers exercem os seus efeitos terapêuticos provocando calor e aumentando a energia em movimento nos tecidos. Estes efeitos incluem a necrose, a carbonização, a evaporação, a coagulação e a desnaturação das proteínas. Como é possível beneficiar de um ou mais destes efeitos, com base no controlo da temperatura resultante. A potência destes lasers é geralmente superior a 0/5 W. Estes tipos de lasers têm aplicações em cirurgia.

B-Lasers com poderes moderados:

Estes lasers têm o seu efeito terapêutico sem induzir muito calor. A sua luz tem um efeito estimulante nos tecidos. As potências destes lasers situam-se entre 250 e 500mW.

C - Lasers de baixo nível ou frios:

Estes lasers não têm qualquer efeito térmico nos tecidos. Induzem uma estimulação luminosa, resultando em reacções luminosas e graduais nos tecidos, a que se chama fotobioestimulação. A potência destes lasers é normalmente inferior a 250mW. O principal ponto de diferenciação entre os lasers de baixo nível e os de alta potência é a indução de reacções fotoquímicas sem calor. O fator mais importante para obter esta caraterística de luz nestes lasers não é a sua potência, mas a sua densidade de potência por cada unidade de superfície (ou seja, cm^2). Uma densidade inferior a 670mW/cm2 sem calor pode induzir o efeito estimulante dos lasers de baixo nível.

Classificação dos lasers com base no comprimento de onda

Os lasers são classificados em 4 categorias com base nos seus comprimentos de onda, como se segue: Gama ultravioleta 300-400 nm

Gama de luz visível 400-700 nm

Gama de infravermelhos próximos (NIR) 700-1200nm

Gama de infravermelhos distantes (FIR) superior a 1200nm

Classificação dos lasers com base no material de origem

Lasers de gás como o CO2, Ne e He

Lasers líquidos, como os lasers de corante

Lasers sólidos, como os lasers de rubi

Lasers de semicondutores, como GaAllnP, GaALAs e GaAs

De acordo com o International Journal of Dental Clinics[11]

Os lasers podem ser classificados de acordo com o seu **espetro de luz, o material utilizado, a dureza**, etc.

Os lasers são também classificados como lasers suaves e lasers duros. Os lasers suaves são de energia fria (atérmica) emitida como comprimentos de onda; pensa-se que estes estimulam a atividade celular. Estes lasers suaves utilizam geralmente díodos e os fabricantes afirmam que estes lasers podem ajudar a cicatrizar o tecido, reduzir a inflamação, o edema e a dor. A aplicação clínica inclui a cicatrização de osteíte localizada, a cicatrização de úlceras aftosas, a redução da dor e o tratamento da gengivite. Os lasers suaves atualmente em utilização clínica são os seguintes:

- Hélio-Neão (He-N) a 632,8 nm (vermelho, visível).
- Arsenieto de gálio (Ga-As) a 830 nm (infravermelhos, invisível).

Os lasers duros (cirúrgicos) podem cortar tecidos moles e duros. As variedades mais recentes podem transmitir a sua energia através de um cabo de fibra ótica flexível. Atualmente, o tipo mais comum utilizado clinicamente, nesta categoria, são os lasers médicos:

- Lasers de árgon (Ar) de 488 a 514 nm
- Lasers de dióxido de carbono (CO2) a 10,6 micro-metros
- Granada de ítrio-alumínio dopada com neodímio (Nd:YAG) a 1,064 micrómetros.
- Granada de hólmio-ítrio-alumínio (Ho:YAG) a 2,1 micrómetros.
- Granada de érbio, crómio-mítrio-sénio-gálio (Er,Cr:YSGG) a 2,78 micrómetros.
- Neodímio ítrio-alumínio-perovskite (Nd:YAP) a 1340 nm.

Tabela 1: Classificação dos lasers com base no espetro de luz:

Classification based on light spectrum		
UV Light	100 nm - 400 nm	Not used in dentistry
Visible light	400 nm to 750 nm	Most commonly used in dentistry (Argon & Diagnodent Lasers)
Infrared light	750 nm to 10000 nm	Most dental lasers are in this spectrum
Classification according to material used		
Gas	Liquid	Solid
Carbon dioxide Argon	Not so far in clinical use	Diodes Nd:YAG, Er:YAG, Er:Cr:YSGG, Ho :YAG
Table 2 Classification of Laser		

De acordo com o Journal of Laser Dentistry[17]

Todos os lasers utilizados em medicina dentária são categorizados em relação ao **potencial de danos,** desde os lasers de Classe I, que podem não representar qualquer risco implícito, até aos lasers de Classe IV, para os quais são aplicáveis todas as medidas de segurança. Independentemente da classe de laser utilizada, aconselha-se a nunca olhar diretamente para um feixe de laser, mesmo que este seja considerado "seguro para os olhos". A classificação vai da classe I à classe IV, sendo a classe I considerada segura para os olhos e a classe IV a mais perigosa.

Classe I:

Os lasers desta categoria que funcionam em condições normais de funcionamento não constituem um perigo para a saúde.

Classe II:

Os lasers desta categoria emitem apenas luz visível com baixa potência e não constituem normalmente um perigo devido às reacções normais de pestanejo e aversão do ser humano. Exemplos disso são os leitores de códigos de barras e alguns pequenos ponteiros laser.

Classe IIIa:

Os lasers desta categoria podem emitir qualquer comprimento de onda e têm uma potência de saída inferior a 0,5 W de luz visível. Nesta classe, quando a luz laser é vista apenas momentaneamente, não prejudica o olho desprotegido.

Classe IIIb:

Estes lasers podem constituir um perigo para os olhos desprotegidos se forem vistos diretamente ou se forem vistos com luz reflectora durante algum tempo.

Classe IV:

Esta categoria de lasers é perigosa quando vista diretamente e pode produzir reflexos difusos perigosos. Estes dispositivos também apresentam riscos de incêndio e de pele.

Tabela 2: Classificação dos lasers, potência de saída e análise de risco

Laser Class	Maximum Output	Use in Dentistry	Possible Hazard	Safety Measures
Class I Class IM	40 µWatts (blue) 400 µWatts (red)	Laser caries detection Scanner	No implicit risk Possible risk with magnified beam (Class IM)	Blink response Laser safety labels
Class II Class IIM	1.0 milliWatt	Aiming beams Laser caries detection	Possible risk with direct viewing Significant risk with magnified beam (Class IIM)	Sight aversion response Laser safety labels
Class IIIR Class IIIB	Visible 5.0 milliWatts Invisible 2.0 milliWatts 0.5 Watt	Aiming beams Low-level lasers Photodynamic anti-microbial chemotherapy devices Mucosal scanning chemofluorescent devices	Eye damage Eye damage Maximum output may pose slight fire and skin risk	Safety eyewear Safety personnel Training for Class IIIR and IIIB lasers
Class IV	No upper limit	All surgical lasers	Eye and skin damage Nontarget tissue damage Fire hazard Plume hazard	Safety eyewear Safety personnel Training and local rules Possible registration to comply with national regulations

<u>VÁRIOS TIPOS DE LASERS;</u>

1. **Laser de díodo semicondutor GaAlAs**
2. **Lasers HeNe**

3. **Laser Nd: YAG**

4. **Laser Er:YAG**

5. **Laser Er,Cr:YSGG**

6. **CO_2 Laser**

7. **Laser de árgon**

1 .) <u>Laser de díodo semicondutor GaAlAs </u>(810, 830, 980 nm):

- Bom efeito bactericida
- Bom efeito de esterilização
- Menor profundidade de penetração
- Aplicações em tecidos moles
- Riscos relativamente baixos.

Estudos anteriores sobre a irradiação da polpa dentária com laser de díodo semicondutor não registaram danos na polpa dentária. No entanto, foram desenvolvidos lasers semicondutores de alta potência, de 3 a 30 W, que em breve serão aplicados no tratamento da polpa dentária. Para confirmar o efeito na polpa dentária dos lasers de díodo semicondutores de alta potência, é necessário efetuar um exame histopatológico (Fig. 20).

2 .) <u>Lasers HeNe</u>:

Os lasers HeNe comerciais com mais de 15 mW não têm sido utilizados em medicina dentária, não existindo a possibilidade de lesão da polpa dentária por este laser. Um método de tratamento semelhante ao do laser de díodo semicondutor é utilizado com lasers HeNe de 6 mW e 15 mW. Pensa-se que a avaliação clínica e o mecanismo são idênticos aos do laser de díodo semicondutor.

3 .) <u>Laser Nd; YAG</u>;

Nd:YAG (pulsado - 1064 nm) (granada de ítrio e alumínio dopada com neodímio)

- Um sistema de entrega de fibra ótica fina
- A energia e a fibra laser podem ser controladas
- Excelente efeito bactericida
- Penetração profunda

Uma vez que o laser Nd: YAG tem uma vasta gama de emissão de energia, o médico deve ter em consideração parâmetros como as características de cada dente alvo no momento da terapia laser. O tecido da polpa dentária irradiado a 3 W durante 0,5 segundos, a 2 W durante 1 segundo e a 1 W durante 2 segundos pelo laser Nd: YAG pulsado não apresentou efeitos adversos. A anestesia a laser da polpa dentária, o tratamento sedativo da artrose temporomandibular e a terapia de acupunctura a laser, bem como o tratamento da redução da dentina hipersensível, podem ser realizados sem produzir danos na polpa dentária ou dor intensa e sem danos nos tecidos (Fig.19).

Laser pulsado de Nd. YAG pulsado:

A estimulação laser é efectuada nos pontos do mesmo lado da dor do dente a 2 W durante 1 a 2 minutos a cerca de 10 cm do ponto do dente, o tempo de exposição é de apenas 10 segundos. No que respeita à avaliação clínica, nos casos de dor ligeira ou leve, a percentagem de redução é de 90% a 100%. Em casos de dor intensa, a percentagem de redução da dor é, no entanto, inferior a 60%. O mecanismo de redução da dor deve ser o mesmo que o do laser semicondutor.

Laser ErsYAG e Er,Cr:YSGG (2940 nm e 2790 nm):

[Crómio de érbio: granada de ítrio, escândio e gálio]

* Menos efeitos bactericidas
* Remoção do esfregaço
* Eficácia no corte de esmalte, dentina e osso
* Aplicações em tecidos duros e moles
* Elevada absorção em H O_2

4 .) **Laser Er: YAG:**

O comprimento de onda de 2,940 pm do laser Er:YAG torna possível a ablação de tecidos duros e moles sob pulverização de água. Investigadores anteriores relataram que não há danos na polpa se a preparação da cavidade for efectuada sob uma pulverização abundante de água. É necessário, no entanto, pulverizar a água logo abaixo da superfície do tecido duro que vai ser ablacionado pelo laser.

5 .) **Laser Er,Cr;YSGG:**

O laser Er Cr:YSGG também pode ser utilizado para ablação de tecidos duros e moles, uma vez que o comprimento de onda é de 2780 pm, que é semelhante ao do laser Er:YAG. Tem sido referido que os danos na polpa dentária podem ser evitados se a preparação da cavidade for efectuada com uma quantidade suficiente de água pulverizada. Demasiada água diminui a capacidade de ablação deste laser.

6 .) **Laser de dióxido de carbono** (CO$_2$ Laser):

O laser de CO_2 , semelhante ao laser de Nd:YAG, pode emitir uma energia elevada. O tecido da polpa dentária é afetado por parâmetros como a forma de onda, a potência e o tempo de exposição ao laser. No entanto, o comprimento de onda do laser de CO_2 é facilmente absorvido pela água. Há pouca carbonização ou penetração de calor na superfície de substâncias que contêm água.

Se a substância não contiver água, a carbonização e a formação de fissuras ocorrem facilmente na superfície da substância. O laser CO_2 também é utilizado para ablação de tecido pulpar dentário e dentina mole. Quando se abla o esmalte e a dentina cariados, podem ocorrer dores e danos na polpa, dependendo da potência do laser, do tempo de exposição e da humidade da superfície.

Geralmente, o laser de gás CO2 deve ser utilizado a menos de 1 W durante menos de 1 segundo, sob anestesia e sob arrefecimento a ar. Se o dente for tratado nestas condições, podem ser evitados danos na polpa dentária e dor pós-operatória.

7 .) **Laser de árgon:**

O laser de árgon pode ser utilizado para curar rapidamente a resina composta. Este laser também pode ser utilizado para ablação de tecidos moles. Os danos na polpa dentária podem ser evitados se a irradiação do laser for efectuada durante um curto período de tempo a 1 W, mantendo a ponta do laser a uma distância de aproximadamente 10 cm da superfície do dente.[18]

Figura 19; Laser Nd:YAG

Figura 20; Laser de díodo

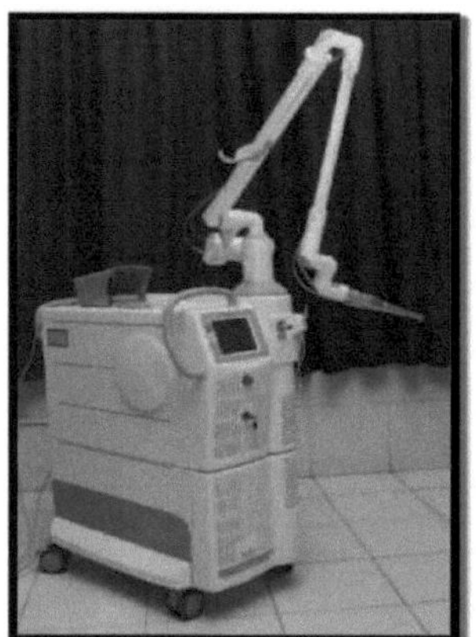

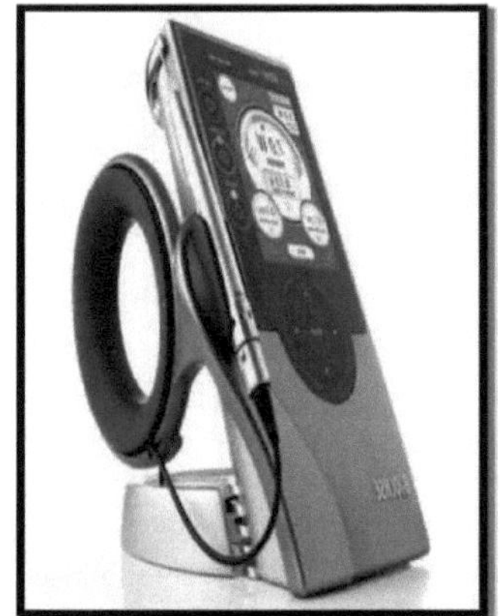

CAPÍTULO 6

RESPOSTA DOS TECIDOS AOS LASERS:

A interação da luz com um alvo segue as regras da física ótica. A luz pode ser reflectida, absorvida, difundida ou transmitida.

A reflexão é o fenómeno em que um feixe de luz laser atinge um alvo e é refletido por falta de afinidade. Por conseguinte, é obrigatório usar óculos de proteção para evitar danos acidentais nos olhos.

A absorção é o fenómeno em que a energia incidente nos tecidos com afinidade é absorvida, exercendo assim os seus efeitos biológicos.

A difusão é o fenómeno em que a luz incidente penetra em profundidade de forma não uniforme em relação ao ponto de interação, criando efeitos biológicos à distância da superfície.

A transmissão é o fenómeno em que o feixe de laser pode atravessar os tecidos sem afinidade e sem produzir qualquer efeito.

A interação da luz laser com os tecidos ocorre quando existe afinidade ótica entre eles. Esta interação é específica e selectiva com base na absorção e difusão. Quanto menor for a afinidade, mais luz será reflectida ou transmitida.

Efeitos da luz laser nos tecidos duros:

A interação do feixe laser no tecido alvo, por absorção ou difusão, cria efeitos biológicos responsáveis por aspectos terapêuticos que podem ser resumidos como Efeitos foto-térmicos;

Efeitos fotomecânicos (incluindo efeitos fotoacústicos); e

Efeitos fotoquímicos.[19]

Figura 21: Resposta de vários tecidos aos lasers:

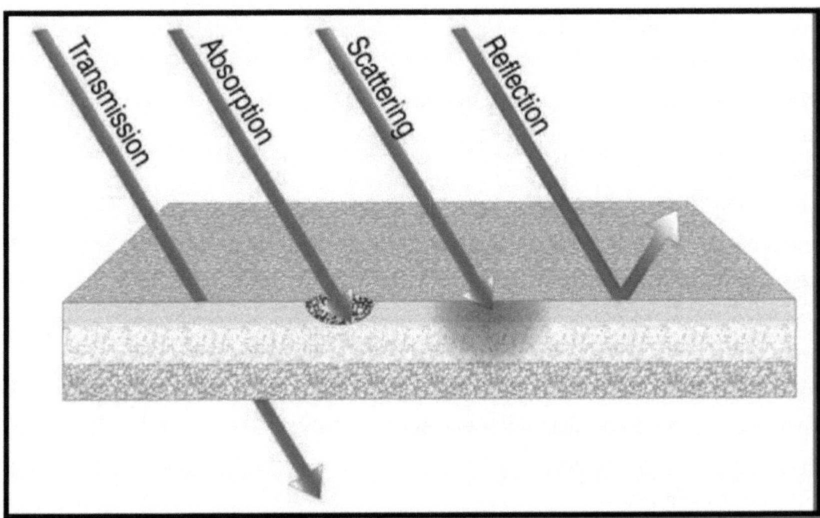

Os lasers de infravermelhos próximos (de 810 nm a 1340 nm) têm uma afinidade negligenciável pela água e pela hidroxiapatite dos tecidos dentários duros e, por conseguinte, penetram em grande medida nos túbulos dentinários e são absorvidos pelos pigmentos das bactérias. Isto permite um efeito bactericida nas camadas mais profundas da dentina.

Os lasers de infravermelhos médios (2780 nm e 2940 nm) são absorvidos principalmente pela água (e, em menor grau, pela hidroxiapatite) nas paredes dentinárias e o seu efeito bactericida, através da energia fototérmica, é mais superficial. A sua afinidade para a água na dentina também efectua uma certa quantidade de ablação da dentina superficial como resultado do efeito fototérmico.

Efeitos da luz laser nas bactérias:

Com diferentes níveis de potência, todos os comprimentos de onda do laser destroem a parede celular devido ao seu efeito fototérmico. O dano inicial ocorre na parede celular através de alterações no gradiente osmótico, levando ao inchaço e à morte celular. As bactérias Gram-negativas, devido às características estruturais das diferentes paredes celulares, são mais facilmente destruídas com menos energia e menos irradiação do que as bactérias Gram-positivas. Quando a energia do laser de érbio é fornecida com impulsos de duração muito curta (menos de 150 microssegundos) num meio cheio de líquido, pode ocorrer um fenómeno de onda de choque (efeito acústico foto-mecânico).

Efeitos morfológicos da luz laser na superfície dentária:

Para além destes resultados positivos, o efeito térmico do laser pode causar alguns danos nas paredes da dentina. Vários estudos investigaram os efeitos morfológicos induzidos pelo laser nas paredes dos canais radiculares como sequelas colaterais da limpeza e redução bacteriana efectuadas com diferentes lasers. Quando são utilizados em tecido seco, tanto o laser de infravermelhos próximos como o de infravermelhos médios produzem efeitos térmicos característicos. Os lasers de infravermelhos próximos provocam alterações morfológicas da parede dentinária; a smear layer é apenas parcialmente removida, e os túbulos dentinários são primariamente fechados como resultado da fusão das estruturas dentinárias inorgânicas. Os lasers de infravermelhos médios vaporizam completamente a smear layer, mas também produzem um fenómeno térmico superficial na dentina.[20]

Efeitos fisiológicos do laser ao nível dos tecidos moles:

A resposta dos tecidos ao laser pode ser dividida em duas categorias:

Respostas primárias, incluindo:

Vasodilatação, melhoria da circulação sanguínea e da drenagem linfática, aumento da atividade dos neutrófilos e dos fibroblastos, melhoria do metabolismo celular e aumento do limiar de estimulação dos receptores da dor.

Respostas secundárias, incluindo:

- Aumento da concentração de certas prostaglandinas, como a PGL2, que tem um efeito anti-inflamatório.
- Aumento das imunoglobulinas, dos linfócitos e do seu efeito no sistema imunitário.
- Aumento das beta endorfinas e encefalinas que são eficazes na analgesia. As respostas mencionadas acima resultam em respostas fisiológicas que incluem:
- Estimulação do sistema biológico
- Efeito no sistema imunitário
- Efeito anti-inflamatório e anti-edema
- Efeito nos vasos e na circulação

- Efeito na cicatrização de feridas
- Efeito nos nervos
- Efeito analgésico[16]

Efeito anti-inflamatório e anti-edema da terapia laser de baixa intensidade (LLLT):

O tratamento com laser de baixa intensidade é eficaz em todas as 3 fases da inflamação (exsudação, alteração e proliferação). O laser diminui o inchaço, a vermelhidão, o calor, a dor e a inflamação através dos seguintes mecanismos:

Alteração da síntese de prostaglandinas (PGE e PGF2a)

Inibição da síntese de bradicininas

Aumento da fagocitose

Vasodilatação e maior circulação

Aumento da drenagem linfática

Aumento da secreção de MIF (Fator Inibitório da Migração)

Redução da libertação de histamina

Estimulação biológica da LLLT:

Ao mover o sistema Redox da célula, o laser orienta o metabolismo anaeróbico para o aeróbico. O metabolismo anaeróbico desempenha um papel importante na criação de dor e inflamação, bem como no abrandamento do processo de cicatrização através da formação de produtos residuais e da redução do PH. Por conseguinte, ao orientar o metabolismo para o aeróbico e normal, o laser tem um impacto positivo.

Efeito no sistema imunitário:

Os comprimentos de onda vermelhos e infravermelhos do laser activam o sistema imunitário através da seguinte via:

- Ativação de células T (T helper-T suppressor)
- Modulação imunitária
- Aumento da atividade dos macrófagos e dos linfócitos
- Aumento da fagocitose
- Aumento das imunoglobulinas e dos linfócitos
- Reforço do sistema de complemento.

Tabela 3: Efeito da energia laser na temperatura do tecido e os efeitos observados

Tissue temperature (° C)	Observed effect
37-50	Hypothermia, Bacterial invasion
>60	Coagulation, Protein denaturation
70-90	Welding
100-150	Vaporization
>200	Carbonization.

CAPÍTULO 7
APLICAÇÕES DE LASERS EM MEDICINA DENTÁRIA OPERATÓRIA:

Os métodos convencionais de preparação da cavidade com peças de mão de baixa e alta velocidade envolvem ruído, vibrações desconfortáveis e stress para os pacientes. Embora a dor possa ser reduzida com anestesia local, o medo da agulha e do ruído e vibração da preparação mecânica continua a ser uma causa de desconforto. Estas desvantagens levaram a uma procura de novas técnicas como potenciais alternativas para a remoção de tecidos duros dentários.[21]

Preparação da cavidade:

O laser Er: YAG foi testado para a preparação de tecidos duros dentários pela primeira vez em 1988.[22] Mesmo sem arrefecimento por água (Burkes et al., 1992), as cavidades preparadas não apresentavam fissuras e tinham pouca ou nenhuma carbonização, enquanto o aumento médio da temperatura da cavidade pulpar era de cerca de 4,3°C (Rechmann et al., 1998).[23] Em 1989, foi demonstrado que o laser Er: YAG produzia cavidades no esmalte e na dentina sem efeitos secundários adversos importantes (Fig.22).

A eficiência da ablação foi cerca de uma ordem de grandeza inferior à dos tecidos moles. Concluiu-se então que a remoção de dentina e esmalte era muito eficaz sem risco para a polpa (Armengol, 2000; Cavalcanti, 2003).[24][25] Num estudo clínico realizado para avaliar a eficiência e segurança do laser Er: YAG para a remoção de cáries e preparação de cavidades em dentina e esmalte (Cozean et al, 1997), cavidades de Classe I, II, III, IV e V foram preparadas para restaurações de amálgama e compósito.[26] Verificou-se que o laser Er: YAG era equivalente ao rotor de ar na sua capacidade de efetuar preparações de cavidades em esmalte e dentina e remover cáries. No entanto, a superfície da preparação não era tão lisa como a obtida com a broca de alta velocidade.

Figura 22: Preparação da cavidade com laser

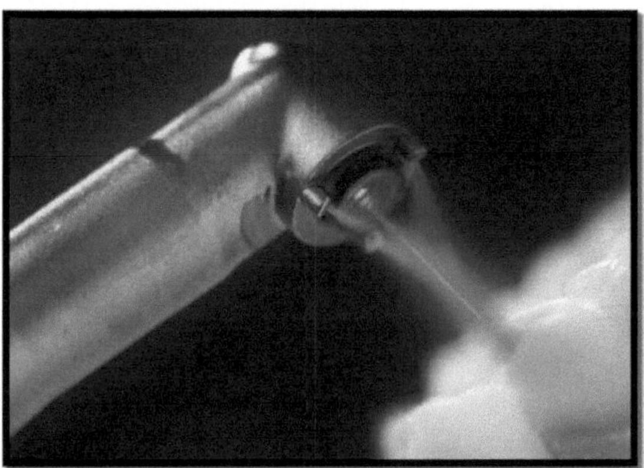

Remoção de cáries:

O material cariado contém um teor de água mais elevado em comparação com os tecidos duros dentários saudáveis circundantes. Consequentemente, a eficiência de ablação da cárie é maior do que a dos tecidos saudáveis. Existe uma possível seletividade na remoção de material cariado utilizando o laser (Fig. 23) devido à diferente necessidade de energia para ablacionar os tecidos cariados e sãos, deixando os tecidos sãos minimamente afectados.

Figura 23: Remoção de cáries de fossas e fissuras utilizando lasers

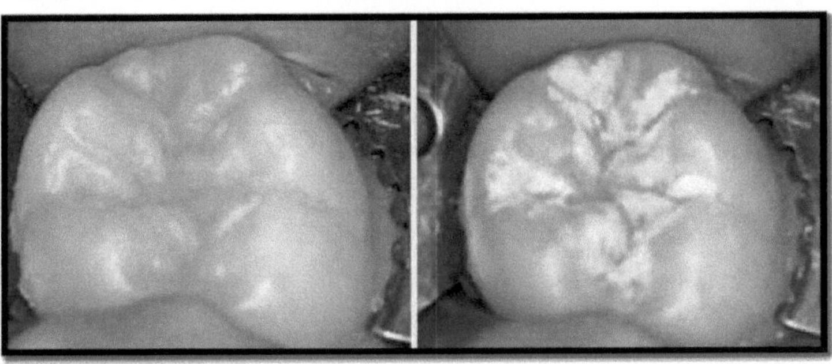

Remoção da restauração:

Os lasers são capazes de remover cimento, resina composta e ionómero de vidro (Dostalova et al., 1998; Gimbel, 2000).[27][28] A eficiência da ablação é comparável à do esmalte e da dentina. Os lasers não devem ser utilizados para ablação de restaurações de amálgama, devido à potencial libertação de vapor de mercúrio. O laser Er:YAG é incapaz de remover coroas de ouro, restaurações fundidas e materiais cerâmicos devido à baixa absorção destes materiais e à reflexão da luz do laser (Keller et al., 1998).[29] Estas limitações realçam a necessidade de formação adequada do operador na utilização de lasers.

Gravura:

O condicionamento a laser tem sido avaliado como uma alternativa ao condicionamento ácido do esmalte e da dentina. O laser produz micro-explosões durante a ablação de tecidos duros que resultam em irregularidades microscópicas e macroscópicas. Estas microirregularidades tornam a superfície do esmalte microretentora e podem oferecer um mecanismo de adesão sem o condicionamento ácido. No entanto, foi demonstrado que a adesão aos tecidos duros dentários após o condicionamento a laser é inferior à obtida após o condicionamento ácido convencional (Martinez-Insua et al., 2000).[30] Estes autores atribuíram a fraca força de adesão do compósito ao esmalte e à dentina condicionados a laser à presença de fissuras subsuperficiais após a radiação laser. Esta fissuração não é observada em superfícies condicionadas convencionais. A fissuração subsuperficial contribuiu para a elevada prevalência de fracturas dentárias coesivas na adesão do esmalte e da dentina condicionados a laser.

Tratamento da hipersensibilidade dentinária:

A hipersensibilidade dentinária é uma das queixas mais comuns na prática clínica dentária. Várias modalidades de tratamento, como a aplicação de flúor concentrado para selar os túbulos dentinários expostos, foram testadas para tratar a condição. No entanto, a taxa de sucesso pode ser muito melhorada pela avaliação contínua dos lasers em aplicações de tecidos duros. Uma comparação dos efeitos dessensibilizantes do laser com os de um sistema dessensibilizante convencional na dentina hipersensível exposta cervicalmente (Schwarz et al., 2002) mostrou que a dessensibilização da dentina hipersensível com um laser Er: YAG é eficaz e a manutenção de um resultado positivo é mais prolongada do que com outros agentes.[31]

Prevenção de cáries:

Vários estudos examinaram a possibilidade de utilizar o laser para prevenir a cárie (Hossain et al., 2000; Apel et al., 2003).[32] [33] Acredita-se que a irradiação com laser dos tecidos duros dentários modifica o rácio cálcio/fosfato, reduz o rácio carbonato/fósforo e leva à formação de compostos mais estáveis e menos solúveis em ácido, reduzindo a suscetibilidade ao ataque ácido e à cárie. Estudos laboratoriais indicaram que as superfícies de esmalte expostas à irradiação laser são mais resistentes ao ácido do que as superfícies não tratadas com laser (Watanabe et al., 2001; Arimoto et al., 2001).[34] [35] O grau de proteção contra a progressão da cárie proporcionado pelo tratamento inicial único com laser foi reportado como sendo comparável ao tratamento diário com flúor através de um dentífrico fluoretado (Featherstone, 2000).[36] O pH limiar para a dissolução do esmalte foi alegadamente reduzido de 5,5 para 4,8 e a estrutura dura do dente era quatro vezes mais resistente à dissolução ácida. No entanto, o mecanismo real da resistência ao ácido por irradiação laser ainda não é claro e estão a ser efectuados estudos.

Branqueamento:

O objetivo do branqueamento a laser é conseguir um processo de branqueamento eficaz, utilizando a fonte de energia mais eficiente, evitando quaisquer efeitos adversos (Sun, 2000).[37] O power bleaching tem a sua origem na utilização de luz de alta intensidade para aumentar a temperatura do peróxido de hidrogénio, acelerando o processo químico de branqueamento (Fig.24).

As normas aprovadas pela FDA para o branqueamento dentário autorizaram três comprimentos de onda de laser dentário: árgon, CO2 e o mais recente díodo GaAlAs de 980 nm. Atualmente, não existem relatórios sobre a utilização do laser em técnicas de branqueamento. O comprimento de onda do laser Er: YAG pode ser inadequado para os procedimentos, mas é uma outra área que pode ser explorada.

Figura 24: Branqueamento com a ajuda do laser

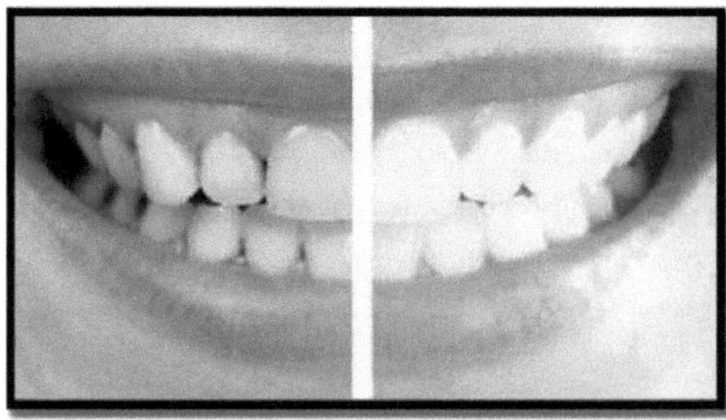

Laser em analgesia:

O laser Nd:YAG pulsado é amplamente utilizado como analgésico em endodontia. Os seus comprimentos de onda interferem com o mecanismo da bomba de sódio, alteram a permeabilidade da membrana celular, alteram temporariamente as terminações dos neurónios sensoriais e bloqueiam a despolarização das fibras C e A dos nervos.[38]

Vitalidade da polpa e laser:

A. **Fluxometria doppler laser**

Esta é uma das aplicações importantes do LASER na endodontia. É um método não invasivo de avaliar e medir com precisão a taxa de fluxo sanguíneo na polpa, que é um tecido altamente vascularizado e o fluxo sanguíneo cardíaco na artéria fornecedora é transmitido através de pulsações. Estas pulsações são visíveis no monitor laser doppler dos dentes vitais e ausentes nos dentes não vitais. Este método utiliza néon de hélio e lasers de díodo a uma potência inferior de 1 ou 2 mW.[39]

B. Ensaios térmicos

Para verificar a vitalidade da polpa, tem sido utilizado o laser Nd:YAG pulsado, que é mais bem tolerado do que a guta percha quente.[40]

Figura 25; Aplicação do laser no diagnóstico

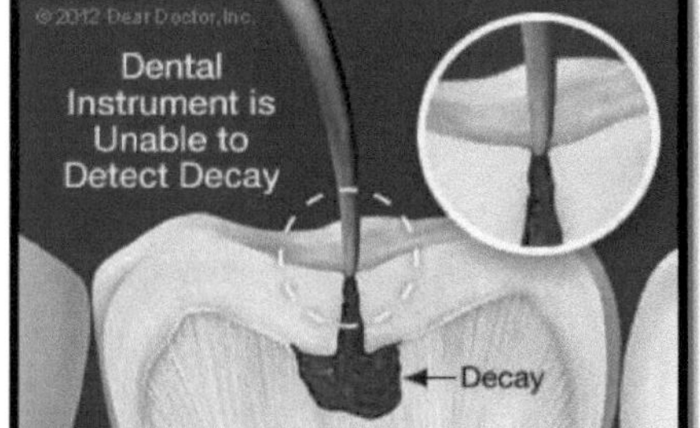

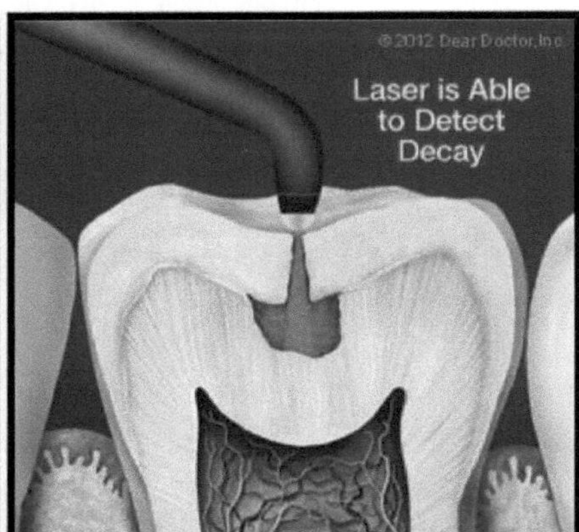

Lasers no revestimento da pasta de papel:

A. Tratamento acessório por laser para o capeamento indireto da polpa:

Utiliza-se o laser Nd:YAG pulsado e aplica-se tinta preta na superfície do dente. O arrefecimento por pulverização de ar é necessário para evitar danos na polpa resultantes da energia laser fornecida por 2W e 20pps durante menos de 1 segundo na área. O laser de dióxido de carbono (CO_2) também pode ser utilizado. Em alguns casos, recomenda-se que este laser seja utilizado com uma solução de amónio e prata a 38%. Estes tratamentos devem ser efectuados sob anestesia local.

B. Capeamento direto da pasta por laser:

A irradiação laser CO_2 é efectuada a 1 ou 2W após irrigação com hipoclorito de sódio a 8% e peróxido de hidrogénio a 3% durante mais de 5 minutos. A pasta de hidróxido de cálcio deve ser utilizada para cobrir a polpa exposta após o tratamento com laser, após o que a cavidade deve ser firmemente selada com cimento, como o cimento de policarboxilato. Podem também ser utilizados os lasers pulsados Nd:YAG, árgon, díodo semicondutor e Er:YAG.[41]

CAPÍTULO 8

APLICAÇÕES DE LASERS EM ENDODONTIA:

Indicações e contra-indicações dos lasers:

O tratamento endodôntico suportado por laser está indicado num dos seguintes sintomas

- Dentes com pulpite purulenta ou necrose pulpar

- Dentes cuja coroa e polpa radicular apresentam alterações gangrenadas.

- Dentes com lesões peri-apicais

- Dentes com um abcesso peri-apical

- Dentes com canais laterais que levam ao envolvimento periodontal.

- Absorção do ápice causada por inflamação ou traumatismo

- Dentes que foram tratados durante pelo menos três meses sem sucesso (com enxaguamento alternado e inlays medicinais).

Os lasers não são utilizados em casos de periodontite muito avançada, de uma fratura profunda da coroa ou da raiz no dente a tratar e quando são diagnosticados canais radiculares obliterados nos dentes tratados endodonticamente.

LASERS NO TRATAMENTO DE CANAIS RADICULARES:

As várias utilizações do laser nos tratamentos de canais radiculares são as seguintes:

1. Preparação da cavidade de acesso e alargamento do orifício do canal radicular.

2. Preparação da parede do canal radicular.

3. Varredura do canal radicular e irrigação.

4. Remoção de restos de polpa e detritos no forame apical.

5. Esterilização ou desinfeção de canais infectados.

6. Obturação com guta percha ou resina.

7. Remoção de materiais de selagem temporária da cavidade, materiais de selagem do canal radicular e instrumentos fracturados nos canais radiculares. O Er,Cr:YSGG (2780nm) e o Er:YAG (2940nm) podem ser utilizados para a preparação da cavidade de acesso, modelação e limpeza do canal radicular.[42]

Figura 26: Aplicação de laser no tratamento de canais radiculares

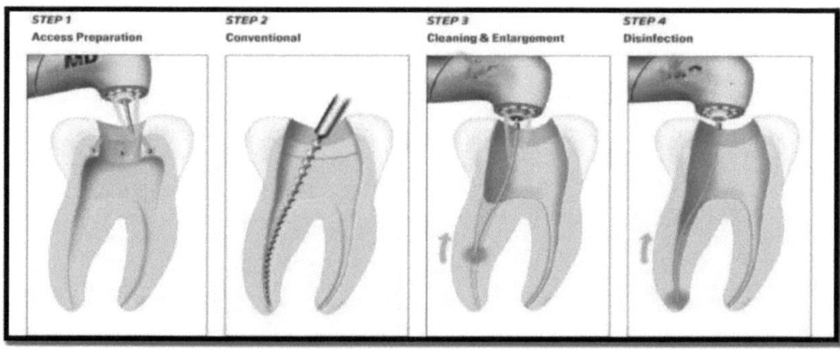

Lasers no tratamento de canais radiculares:

a) Laser na preparação da cavidade de acesso e ampliação do orifício do canal radicular:

A principal utilização dos lasers em Endodontia centra-se na erradicação de microrganismos no canal radicular, especialmente nos túbulos dentinários laterais. Os lasers Er,Cr:YSGG (2780nm) e Er:YAG (2940nm) podem ser utilizados para a preparação da cavidade de acesso, modelação e limpeza do canal radicular,[43]

b) Preparação da parede do canal radicular por laser:

Os lasers utilizados são o Er:YSGG (2780nm), o Er:YAG (2940nm) e o Nd:YAG (1064 nm).

Procedimento: O comprimento do canal radicular, obtido através da radiografia, é transferido para o guia de ondas de fibra ótica para assegurar que a fibra flexível de 200pm atinge o ápice. O laser só é ativado quando a fibra atinge o ápice e a fibra é guiada no sentido apical para coronal com movimentos rotativos e em contacto com a parede do canal radicular. Quando a fibra de laser não pode ser inserida nos canais, devem ser utilizados alargadores e limas, seguidos de laser. A camada de smear layer é completamente removida e os túbulos dentinários são, na sua maioria, fechados se for aplicado o laser Nd:YAG pulsado a 15 Hz / 1,5 W. O laser Er:YAG remove completamente a smear layer e os túbulos dentinários permanecem abertos.[44]

c) Varredura e irrigação do canal radicular com laser:

Canais rectos, ligeiramente curvos e largos são indicados para este tratamento. Recomenda-se o uso de Nd:YAG pulsado, Er:YAG e Nd:YAG. Juntamente com os lasers, deve ser utilizado hipoclorito de sódio a 5,25% ou EDTA a 14% durante a irradiação laser.

d) Aplicação de laser para remoção de restos pulpares e detritos no forame apical:

Os efeitos do laser de Nd:YAG pulsado, quando utilizado no forame apical, incluem a esterilização, a remoção de restos de polpa, o controlo da hemorragia e a estimulação das células que rodeiam o ápice da raiz, bem como o desbridamento na superfície.

e) Esterilização ou desinfeção de canais infectados:

O laser é uma ferramenta eficaz para matar os microrganismos devido às características da energia do laser e do comprimento de onda. Os canais infectados são uma indicação para este tratamento, mas é difícil em canais extremamente curvos e estreitos. O Nd:YAG pulsado, o árgon, o díodo semicondutor, o CO2 e o Er:YAG são considerados para este tratamento. Gutknecht et al, 1996 obtiveram uma média de 99,92% de redução bactericida no canal radicular utilizando o laser Nd:YAG pulsado com definições padrão de 15 Hz a 100 mJ =1,5 W, repetido quatro vezes durante 5-8 segundos.

Na desinfeção fotoactivada, o corante de tolonium é aplicado na área infetada e a luz é transmitida para os canais radiculares através da ponta de uma pequena fibra ótica flexível que está ligada a uma peça de mão descartável. O laser emite lOOmW e não gera calor suficiente para danificar os tecidos adjacentes. L. Bergmans et al realizaram um estudo sobre o efeito da desinfeção fotoactivada nos agentes patogénicos endodônticos ex vivo. Concluíram que a desinfeção fotoactivada não é uma alternativa, mas um possível suplemento aos protocolos existentes para a desinfeção dos canais radiculares.[45 46]

f) Obturação com guta-percha ou resina a laser:

Pensa-se que a guta-percha pode ser derretida pela energia térmica do laser. Anic e Matsumoto tentaram investigar se é possível efetuar a obturação do canal radicular utilizando segmentos de guta-percha seccionados e um laser Nd:YAG pulsado. Foi demonstrado que tal era possível através do método de condensação vertical, mas a técnica exigia demasiado tempo.[47][48]

g) Remoção de materiais de selagem temporária de cavidades, materiais de selagem de canais radiculares e instrumentos fracturados em canais radiculares:

De acordo com os resultados experimentais, foi fácil remover materiais de selamento cavitário temporário feitos de óxido de zinco, eugenol ou guta-percha com os lasers Nd:YAG, Er:YAG e Er,Cr:YSGG pulsados; material de selamento do canal radicular feito de resina ou guta-percha com os lasers Nd:YAG e Er:YAG pulsados; e alargadores ou limas fracturados em canais radiculares ligeiramente curvos e largos. Em canais finos e fortemente curvos, no entanto, houve muitos casos em que as pontas do laser perfuraram a parede do canal.

Laser em apicoectomia, preparação retrógrada e endodôntica da cavidade apical e curetagem periapical:

As vantagens do laser em relação ao bisturi são uma maior precisão, uma evolução relativamente incruenta e pós-cirúrgica, uma área cirúrgica estéril, um mínimo de inchaço e cicatrizes, coagulação, vaporização e corte, pouca ou nenhuma sutura e muito menos ou nenhuma dor pós-cirúrgica. A permeabilidade da dentina exposta pela apicoectomia é uma das causas do insucesso da cirurgia endodôntica, pois a microinfiltração e a contaminação bacteriana desencadeiam a inflamação. O uso de lasers resultou em superfícies mais lisas e em fusão e recristalização mais homogéneas da dentina, o que ocluiu os túbulos e diminuiu a permeabilidade.

Apicoectomia com brocas e tratamento da superfície apical com laser de Nd:YAG; apicoectomia com broca, preparação da cavidade da extremidade radicular com ultra-sons, preenchimento com MTA; tratamento da superfície apical com laser de CO_2 ; e apicoectomia com laser de Er:YAG e tratamento da superfície apical com laser de Nd:YAG. As vantagens do laser de Er:YAG em relação às brocas são a melhor visibilidade, a ressecção apical precisa, a ausência de contacto, a remoção da lesão num período de tempo mais curto por vaporização, a hemostase, a ausência de vibração ou desconforto, a dor mínima e o menor risco bacteriano de trauma para os tecidos adjacentes. Ao utilizar o laser Er,Cr:YSGG, o médico utiliza um único instrumento para todas as etapas principais de um procedimento de apicectomia, incluindo a preparação do retalho, o corte do osso, a amputação da ponta da raiz, a remoção do tecido patológico e do tecido hiperplásico em redor do local e a preparação do local para a amálgama ou compósito de retropreenchimento.[49][50]

Tratamento a laser de lesões periapicais com trato sinusal:

A terapia laser é recomendada para casos em que a apicoectomia ou a curetagem periapical não podem ser efectuadas, ou em que o tratamento endodôntico padrão não pode ser efectuado, devido à presença de pólvora profunda no canal radicular. Este tratamento pode ser efectuado para acelerar a cicatrização de feridas em combinação com o tratamento endodôntico ou cirúrgico. Os lasers pulsados Nd:YAG e CO2 são recomendados para estes tratamentos. Este tratamento é geralmente efectuado três ou quatro vezes durante uma visita. Quando se utiliza o laser CO_2 , a saída da drenagem deve ser ablacionada o mais profundamente possível a 1 ou 2 W e sob arrefecimento a ar ou anestesia local. Os tratamentos com laser acima referidos são efectuados uma ou duas vezes por semana até ao desaparecimento do trato sinusal. Para o laser Nd:YAG pulsado, os parâmetros recomendados são de 2 W e a ponta da fibra deve ser inserida no trato e arrastada lentamente desde o ápice da raiz até à saída através do trato sinusal.[51]

Laser na curetagem periapical, apicoectomia e preparação retrógrada da cavidade:

Devido ao facto de ser relativamente incruento e ao curso pós-cirúrgico, à coagulação, ao corte mínimo, à área cirúrgica estéril, ao inchaço e à cicatrização, à vaporização e à sutura mínima ou inexistente e muito menos ou nenhuma dor pós-cirúrgica, os lasers provaram ser eficazes. A permeabilidade da dentina exposta pela apicoectomia é uma das causas do insucesso da cirurgia endodôntica, pois a microinfiltração e a contaminação bacteriana desencadeiam a inflamação. O uso do laser resultou em superfícies mais lisas e em fusão e recristalização mais homogénea da dentina, o que ocluiu os túbulos e diminuiu a permeabilidade.[52,53,54]

CAPÍTULO 9
OUTRAS APLICAÇÕES DOS LASERS:

Aplicação em medicina oral:

a)   A concentração elevada de cloreto de tolónio é utilizada para o rastreio de doenças malignas da mucosa oral e da orofaringe.

b)   A PDT (terapia fotodinâmica) é utilizada em doenças malignas como o carcinoma espinocelular multifocal.[55]

Aplicação em laboratório dentário:

a)   A digitalização a laser de moldes pode ser ligada a equipamento de fresagem computorizado para o fabrico de restaurações em porcelana e outros materiais.

b)   Polimerização a laser de hélio-cádmio de resinas líquidas numa câmara para criar um molde cirúrgico para cirurgia de implantes.[56]

Aplicação na terapia periodontal:

a)   Como os lasers de dióxido de carbono, NdYAG e de díodo têm excelentes características de ablação de tecidos moles e hemostáticas, a utilização destes lasers foi aprovada para cirurgias periodontais e orais.[57 58]

b)   Utilizada em gengivectomia, frenectomia, remoção de pigmentação de melanina e tatuagens metálicas da gengiva.[59 '60]

c)   Utilizado no desbridamento subgengival e na curetagem.

d)   Utilizado na remoção de tecido de granulação durante a cirurgia de retalho.[61]

e)   Utilizada no recontorno ósseo e na cirurgia de implantes.

Aplicação em procedimentos cirúrgicos orais:

a)   Utilizado como agente hemostático para controlar hemorragias em pequenos vasos sanguíneos.

b)   Em enxertos ósseos.

c)   Utilizado para a remoção de dentes impactados e excisão de lesões orais.

d)   Utilizada no tratamento de aftas e lesões de herpes.

e)   Procedimentos reconstrutivos como enxertos de fendas alveolares, osteotomias de lefort I e enxertos de defeitos de continuidade mandibular.

Aplicação em odontopediatria:

a)   As vantagens da utilização do laser em odontopediatria são a interação precisa com os tecidos doentes e a menor necrose térmica dos tecidos adjacentes.

b)   A hemostase pode ser obtida sem a necessidade de suturas na maioria dos procedimentos em tecidos moles.

c)   A cicatrização da ferida pode ocorrer mais rapidamente com menos desconforto pós-operatório e uma necessidade reduzida de analgésicos, sendo necessária pouca ou nenhuma anestesia local.

d)   A utilização do laser reduz o tempo de trabalho dos operadores.

e)   Os lasers produzem propriedades bacteriocidas nos tecidos, exigindo menos antibióticos no pós-operatório.

f) Os lasers podem proporcionar alívio da dor e da inflamação associadas às úlceras aftosas e à lesão herpética.

g) Os lasers de érbio podem remover eficazmente as cáries com um envolvimento mínimo da estrutura dentária circundante.

h) O ruído e a vibração da peça de mão dentária convencional de alta velocidade estimulam o desconforto, a dor e a ansiedade do doente pediátrico durante os procedimentos de restauração, o que é reduzido com os lasers.

i) Os efeitos vibratórios da peça de mão convencional de alta velocidade são reduzidos pelos lasers de Erbium sem contacto, permitindo que as preparações dentárias sejam confortáveis e provoquem menos ansiedade nas crianças.

j) Para eliminar as injecções e a utilização de anestesia local durante a preparação dos dentes, os lasers Nd:YAG e Erbium demonstraram ter um efeito analgésico nos tecidos duros.[62]

Figura 27; úlcera aftosa com contração da fibra laser Nd:YAG

a.) Pré-operatório

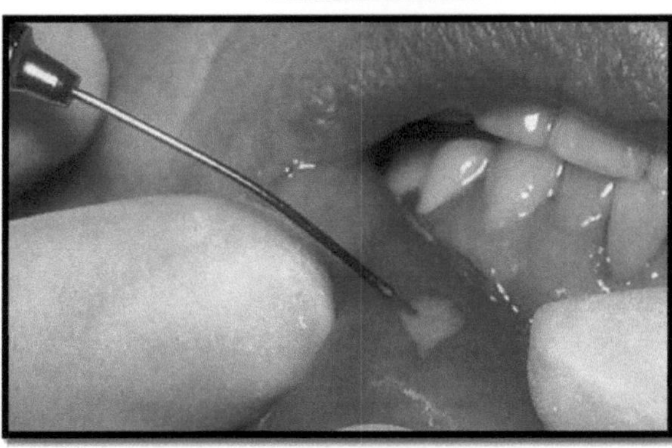

b.) Pós-operatório

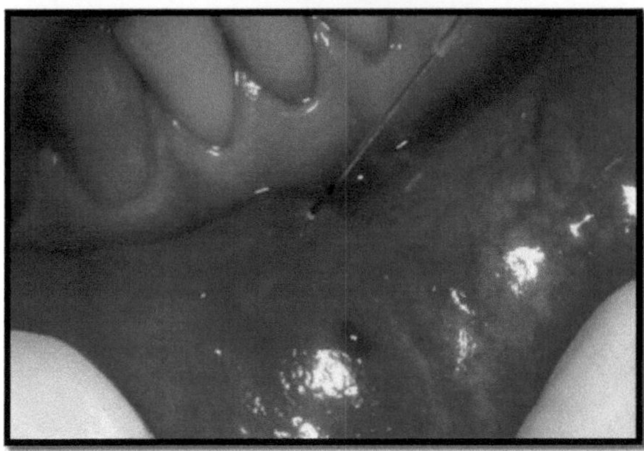

Aplicação em Dentisteria Protética:

Os lasers podem ser utilizados como adjuvantes nos cuidados protéticos para diferentes procedimentos, incluindo os seguintes:

a) Redução da tuberosidade óssea.

b) Redução de torus/exostoses.

c) Hiperplasia papilar, estomatite nicotínica e outras patologias sob próteses maxilares.

d) Ajuste ósseo de rebordos irregulares e reabsorvidos.

e) Estomatite de dentadura.

f) Redução de Epulis fissuratum.

g) Redução do tecido hiperplásico/vestibuloplastia.

h) Redução da tuberosidade dos tecidos moles.

Aplicação em Ortodontia-

a) Para além das gengivectomias de acesso e dos procedimentos estéticos, o laser de tecidos moles pode ser utilizado para realizar outros serviços ortodônticos valiosos para os pacientes.

b) Remoção dos lábios e do frénulo.

c) Alívio da dor da úlcera aftosa.

d) Fibrootomia circunferencial.[12]

CAPÍTULO 10

VANTAGENS, DESVANTAGENS E PROTOCOLOS DE SEGURANÇA DOS LASERS:

VANTAGENS:

1 .) Tratamentos avançados de tecidos moles:

- Anteriormente, os bisturis eram a norma para tratar as gengivas e outros tecidos moles da boca. Os lasers permitem uma maior precisão durante o tratamento dos tecidos moles. Os lasers cauterizam à medida que cortam, o que significa menos dor e hemorragia para os doentes, bem como uma melhor cicatrização e menos necessidade de anestesia.

2 .) Tratamentos avançados de tecidos duros:

- Os lasers são capazes de penetrar nos dentes e noutros tecidos duros, bem como nos tecidos moles da boca. Os lasers não produzem sons de zumbido e não criam calor por fricção.

3 .) Diagnóstico exato

Os lasers também podem ser utilizados para detetar cáries e cáries dentárias. Os lasers, quando utilizados em combinação com radiografias digitais avançadas, permitem que os dentistas ofereçam aos pacientes os melhores e mais seguros cuidados gerais e preventivos possíveis.[63]

4 .) Outras vantagens:

- As vantagens do tratamento a laser são uma maior hemostase, efeito bactericida e uma contração mínima da ferida.

- Em comparação com a utilização de um bisturi convencional, os lasers podem cortar, ablacionar e remodelar os tecidos moles orais mais facilmente, sem hemorragia ou com um mínimo de hemorragia e pouca dor, bem como sem ou com poucas suturas. [64]

Precauções antes e durante a irradiação:

A utilização de lasers também tem desvantagens que requerem precauções a tomar durante a aplicação clínica.

-A irradiação laser pode interagir com os tecidos mesmo no modo sem contacto, o que significa que os feixes laser podem atingir os olhos dos pacientes e outros tecidos que rodeiam o alvo na cavidade oral.

-Os médicos devem ter o cuidado de evitar a irradiação inadvertida destes tecidos, especialmente dos olhos.

-O doente, o operador e o assistente devem usar óculos de proteção específicos para o comprimento de onda do laser utilizado.

-Os feixes de laser podem ser reflectidos por superfícies brilhantes de instrumentos dentários metálicos, provocando a irradiação de outros tecidos, o que deve ser evitado através da utilização de compressas de gaze húmida sobre a área circundante do alvo.

-No entanto, os sistemas de laser anteriores têm fortes efeitos térmicos secundários, levando à fusão, fissuração e carbonização de tecidos duros.

-Assegurar uma evacuação adequada a alta velocidade para capturar a pluma de laser.[65]

DESVANTAGENS DOS LASERS:

O conceito de colimação do feixe laser pode ser considerado teórico, uma vez que, na prática, a maioria dos feixes laser que saem de um sistema de distribuição sofrem alguma divergência com a distância. Com base na potência de saída, na quantidade de divergência, no diâmetro do feixe e na configuração, pode ser avaliada uma distância nominal de perigo ocular (NOHD).[66] O possível risco para os tecidos humanos é avaliado em relação à exposição máxima admissível (MPE). Este é um valor limite de exposição acima do qual podem ocorrer danos nos tecidos. O valor do EMA pode ser aplicado em relação ao comprimento de onda do laser, à potência de saída, ao diâmetro do feixe, à possível focagem do feixe, aos tecidos ou estruturas alvo e não alvo. Num determinado espaço em torno de um laser de classe IV, o nível de radiação laser a que uma pessoa está a ser exposta é superior ao EMA. Dentro desta área, denominada zona de perigo nominal (ZNR), devem ser tomadas medidas de proteção.[67]

Perigos para os olhos:

Os danos causados por um feixe laser podem ser devidos à exposição direta do olho desprotegido ou à reflexão difusa, quando um instrumento refletor dirige o feixe para o olho, e estão presentes nas situações em que não são usados óculos de proteção específicos para o comprimento de onda. Os danos dependem também do tipo de laser utilizado, uma vez que um laser pulsado em funcionamento livre causará mais danos do que um laser contínuo de igual potência. Isto deve-se ao facto de a potência de saída de um laser pulsado em funcionamento livre poder atingir picos de potência elevados num impulso curto, seguidos de longos períodos de inatividade. A sua potência de pico é consideravelmente superior à sua potência de saída média. No caso de um laser de ondas contínuas, a potência de saída e a potência de pico são as mesmas, independentemente de ser utilizado em modo contínuo ou fechado.[68] Além disso, a capacidade da lente ocular para focar a luz incidente pode aumentar significativamente o perigo representado pelos comprimentos de onda que podem entrar no olho.[69] Na atual utilização clínica dentária, os comprimentos de onda laser mais curtos (do visível ao infravermelho próximo, 400-1400 nm), sendo relativamente não absorvidos pela água, podem provocar queimaduras na retina na zona do disco ótico. Alguns comprimentos de onda visíveis podem danificar seletivamente os cones verdes ou vermelhos da retina, provocando o daltonismo. Além disso, os comprimentos de onda entre 700 e 1400 nm podem causar danos no cristalino. O segundo grupo de comprimentos de onda, os comprimentos de onda mais longos (infravermelhos médios e longínquos, 1400-10600 nm), têm uma elevada absorção de água e estão associados a danos na córnea, no aquoso e no cristalino.[70]

Protocolo de segurança para riscos oculares:

O pessoal do consultório dentário deve colocar os óculos antes de o laser ser ligado e não os deve tirar até o laser ser desligado ou colocado em modo de espera. É necessário ter cuidado ao limpar os óculos laser e as protecções laterais para que o seu revestimento protetor não seja destruído. Os óculos devem ser lavados com sabão antibacteriano e secos com um pano de algodão macio entre os procedimentos e os doentes. As soluções desinfectantes geralmente aplicadas nas superfícies dentárias são demasiado cáusticas e devem ser evitadas. Os óculos devem ser inspeccionados frequentemente para determinar se existe alguma rutura (levantamento / fissura / descamação) do material de proteção que possa inutilizar os óculos.[71]

Perigos para os tecidos orais não visados:

O feixe de laser pode entrar inadvertidamente em contacto com os tecidos orais adjacentes durante a focagem em direção ao campo operatório ou quando o doente move a cabeça. A proximidade de múltiplos cromóforos (compostos moleculares que absorvem a luz ou a energia laser, como a hemoglobina, a água, a hidroxiapatite e a melanina) nos tecidos orais exige cuidado durante a utilização de qualquer comprimento de onda de laser cirúrgico para evitar a vaporização não intencional de outros tecidos.

Durante qualquer procedimento de ablação cirúrgica que utilize energia laser, é necessária atenção para focar o feixe no tecido-alvo e evitar danificar acidentalmente os tecidos adjacentes. Deve ser assegurada a monitorização paralela dos tecidos adjacentes por todo o pessoal dentário presente no momento do tratamento. Os assistentes têm de ser formados para reconhecer alterações adversas ou inesperadas nos tecidos, uma vez que desempenham um papel na monitorização da situação dentária, especialmente se o dentista estiver a utilizar um microscópio ou outro acessório que possa reduzir o campo de visão mais amplo do médico.[72]

Protocolo de segurança para os perigos dos tecidos orais não visados:

Devem ser utilizados instrumentos anodizados, sem brilho, não reflectores ou com acabamento mate. Os instrumentos revestidos (ou seja, ebonizados) devem ser inspeccionados regularmente para garantir a integridade do revestimento. Não devem ser utilizados espelhos de vidro porque absorvem o calor da energia laser e podem partir-se. Os espelhos de aço inoxidável ou de ródio podem ser utilizados com segurança, desde que sejam tomadas medidas para minimizar possíveis reflexos indesejados.[73]

Perigos para a pele:

Qualquer potencial de dano à pele devido a uma exposição inadvertida a lasers será relativo ao limiar de ablação da estrutura da pele e à energia laser incidente. Os comprimentos de onda do visível e do infravermelho próximo (400-1400 nm) têm o potencial de atravessar a epiderme até às estruturas superficiais e mais profundas, respetivamente. Os comprimentos de onda do infravermelho médio e do infravermelho distante (1400-10.600 nm) interagem com as estruturas superficiais. O fator determinante dos danos estruturais é o potencial de absorção dos comprimentos de onda específicos do laser em relação aos elementos do tecido (cromóforos), como o pigmento (comprimentos de onda mais curtos) e a água (comprimentos de onda mais longos), juntamente com o valor da densidade de potência do feixe laser, a duração da exposição ao laser e o tamanho do ponto.[74]

Protocolo de segurança para os riscos cutâneos:

Os lasers estão adequadamente protegidos contra a exposição inadvertida da pele. A melhor forma de proteger a pele é através de controlos técnicos. Se existir o potencial para uma exposição prejudicial da pele, especialmente no caso dos lasers ultravioleta (0,200-0,400 m), recomenda-se a utilização de protectores de pele e/ou cremes de proteção solar. No caso das mãos, as luvas proporcionarão alguma proteção contra a radiação laser. Os tecidos apertados e as luvas opacas proporcionam a melhor proteção. Um casaco ou bata de laboratório pode proporcionar proteção para os braços. No caso dos lasers da classe IV, é preferível utilizar materiais resistentes à chama.

Perigos químicos:

A pluma de laser representa um perigo significativo e ocorre como resultado do desenvolvimento de aerossóis por produto devido à interação laser-tecido. Estes produtos podem conter partículas de matéria orgânica e inorgânica, incluindo vírus, gases tóxicos e produtos químicos. A área de perigo para os contaminantes transportados pelo ar gerados por laser (LGAC) pode ser superior à ZNH identificada do laser. Exemplos de produtos contidos nos LGAC incluem o vírus do papiloma humano, o vírus da imunodeficiência humana (suspeito), o monóxido de carbono, o cianeto de hidrogénio, o formaldeído, o benzeno, a acroleína, os esporos bacterianos e as células cancerígenas. O perigo apresentado pelos LGACs pode incluir irritação ocular, náuseas, dificuldades respiratórias, vómitos e aperto no peito, juntamente com a possibilidade de transferência de bactérias e vírus infecciosos.[75]

Protocolo de segurança para riscos químicos:

Deve ser utilizado vestuário de proteção cirúrgica normal e máscaras faciais específicas de malha fina capazes de filtrar partículas de 0,1 mícron.[76]

A utilização de evacuação a alta velocidade também deve ser utilizada. Foi determinado que, para a cirurgia com laser de dióxido de carbono, o tubo de evacuação deve ser mantido a 1 cm do local alvo; a 2 cm, o rácio de evacuação diminuiu 50%,[77]

Perigos de incêndio:

As temperaturas elevadas que são possíveis na utilização de lasers podem, elas próprias, causar a ignição de materiais e gases ou promover a ignição do ponto de inflamação. As energias laser utilizadas na ablação de tecidos podem ultrapassar o ponto de inflamação de alguns hidrocarbonetos aromáticos anestésicos utilizados na anestesia geral e a presença de oxigénio e óxido nitroso favorece a combustão. Muitos materiais que normalmente não são inflamáveis podem arder numa atmosfera enriquecida com oxigénio.

Protocolo de segurança contra os riscos de incêndio:

O Instituto Americano de Normas Nacionais autorizou a utilização de procedimentos de sedação consciente gasosa, como a utilização de uma peça nasal para administrar misturas de oxigénio e óxido nitroso durante a operação a laser. No entanto, deve ser utilizado um sistema de administração em circuito fechado e deve ser ligado um sistema de eliminação à evacuação de grande volume para minimizar as fugas de gás. Na ZNH, deve ser evitada a utilização de aerossóis, gaze embebida em álcool e anestésicos à base de álcool.[78] É importante solicitar ao paciente que remova quaisquer produtos para os lábios que possam conter uma substância à base de óleo que seja considerada inflamável, como a vaselina. Além disso, os agentes de limpeza ou preparação de tecidos que contenham álcool ou outros químicos inflamáveis apresentam um risco específico de queimadura durante a utilização do laser.[79] Se o doente tiver uma botija de oxigénio, o laser não deve ser utilizado para o procedimento dentário, a menos que o doente se sinta confortável com o oxigénio desligado e a cânula nasal removida durante a parte do procedimento a laser

AVANÇOS NOS LASERS:

Novos lasers com uma vasta gama de características, como a família de lasers Erbium, e muitos comprimentos de onda de díodos diferentes são atualmente utilizados em vários campos da medicina dentária. A maioria dos estudos centra-se em tratamentos minimamente invasivos. A visão geral das novas tecnologias laser para aplicações clínicas em medicina dentária e actualiza a utilização de diferentes tipos de lasers em cirurgia, testes de diagnóstico e microbiologia.[12]

Laser de Alexandrite:

O laser de alexandrite é um laser de estado sólido que utiliza uma pedra preciosa chamada alexandrite.[81] O laser de alexandrite (crisoberilo [BeA12O4] dopado com iões de crómio [Cr3+]) tem sido um sistema laser comercialmente disponível para aplicações médicas e dentárias[82] e pode ser bombeado com lanternas pulsadas, lâmpadas de arco contínuo ou díodos laser.[83] O seu comprimento de onda principal é 752 nm. Neste comprimento de onda, existe uma boa absorção na água e na hidroxiapatite, que pode ser utilizada para a preparação de tecidos duros dentários. [8488]

Em medicina dentária, a utilização do laser de alexandrite foi avaliada em diferentes especialidades (por exemplo, periodontia, endodontia) para a remoção de tatuagens de amálgama e também para a remoção de tecidos duros. Na endodontia, este laser tem efeito na redução das bactérias do canal radicular. No domínio da estética dentária, Jelinkova et atestaram a utilização de lasers de alexandrite (750 nm) com um agente branqueador ativado por laser em dentes descolorados. O laser de alexandrite com um agente branqueador ajudou a atingir a cor desejada do dente após um tempo de exposição mais curto (400 seg) do que o laser Nd:YAG, sem efeitos adversos. Não foram observadas fissuras ou modificações essenciais na superfície.[89]

Figura 28: Protótipo do laser de alexandrite. (Cortesia: Quanta System SpA)

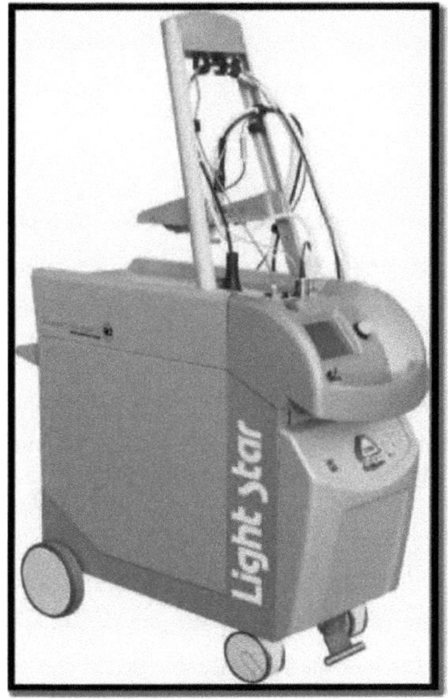

Desinfeção fotoactivada e redução microbiana:

O aumento da temperatura resultante da irradiação laser de alta intensidade pode provocar a desnaturação de proteínas e destruir microrganismos, com elevados índices de descontaminação.[90] A terapia laser de baixa intensidade (LLLT) não é capaz de aumentar a temperatura dos tecidos,[91] e não tem os mesmos efeitos antimicrobianos quando a LLLT é utilizada como única modalidade clínica.[92] O seu efeito antimicrobiano é conseguido através da associação de lasers de baixa potência a fotossensibilizadores extrínsecos, o que resulta em espécies de oxigénio altamente reactivas (ROS).[93]

Estes causam danos nas membranas celulares, mitocôndrias e ADN,[94-96] e destruição microbiana. Este processo é designado por **desinfeção fotoactivada** (PAD), também designada por terapia fotodinâmica (PDT), fotoquimioterapia e fotossensibilização letal (A capacidade antimicrobiana da PAD tem sido utilizada para melhorar a redução microbiana durante a terapia convencional em periodontia, endodontia, dentisteria restauradora e implantologia. [97-100]

Influência da duração do impulso na aplicação de laser de alta intensidade:

Um estudo recente centrou-se na influência da duração do impulso no processo de ablação. O desenvolvimento de dispositivos laser de alta tecnologia permite agora a seleção da duração do impulso na ordem dos microssegundos.O equipamento inclui diferentes comprimentos de onda nas regiões UV, visível e IV do espetro eletromagnético, tais como 2940 nm (laser Er:YAG nos modos de funcionamento livre e Q- switched), 9300 nm (laser TEA CO2), 9600 nm (lasers CO_2 e TEA CO_2), 10 600 nm (laser CO_2), 308 nm (laser XeCI), 2780 nm (laser Er,Cr:YSGG), 1064 nm (laser Nd:YAG com sistema de amplificador regenerativo [RGA]).

Laser de dióxido de carbono:

O laser de CO2 é um laser baseado numa mistura gasosa que contém CO_2 , hélio (He), azoto (N_2) e, possivelmente, algum hidrogénio (H_2), vapor de água e xénon (Xe). Para procedimentos dentários, os lasers de CO_2 **de atmosfera excitada transversal** (TEA) têm uma pressão de gás muito elevada e uma série de eléctrodos e entradas de gás ao longo do tubo. Os lasers TEA funcionam apenas em modo pulsado (a descarga de gás não é estável a altas pressões), pelo que são mais caros e difíceis de utilizar. No entanto, o laser TEA é o laser de CO_2 mais eficiente para a remoção de tecidos duros.[12]

O Sistema Canário:

A deteção de cáries não cavitadas é importante porque a progressão da lesão pode ser interrompida nesta fase, remineralizada ou minimamente restaurada, preservando assim a estrutura natural do dente. Os métodos visuais e tácteis de deteção de cáries apenas examinam a superfície do dente e não a lesão que se desenvolve por baixo dela.

Um sistema de deteção de cáries baseado na tecnologia de Radiometria Fototérmica - Luminescência Modulada (PTR-LUM) foi disponibilizado pela Quantum Dental Technologies, Inc., denominado Canary System.

O Canary System é um instrumento preciso, de baixa potência, baseado em laser, com uma câmara intra-oral integrada que detecta a presença de fissuras e cáries (cáries dentárias) antes de estas serem suficientemente grandes para aparecerem nas radiografias dentárias. As imagens da câmara intra-oral podem ser visualizadas para uma análise imediata do paciente na cadeira. A tecnologia de conversão de energia do Canary (PTR-LUM) utilizada no Canary System pode ser aproveitada para ajudar os profissionais de saúde oral **a detetar e diagnosticar:**

- Lesões e defeitos < 5 mm. abaixo da superfície do esmalte.
- Cáries de fossas e fissuras oclusais.
- Cáries de superfície lisa.
- Lesões de erosão ácida.
- Cáries radiculares.

* Lesões de cárie interproximais.

* Por baixo dos selantes de fissuras.

* Deteção de cáries à volta das margens das restaurações.

* Por baixo das margens intactas das resinas compostas.

* Desmineralização e remineralização de lesões precoces de cárie (tão pequenas quanto 50 microns).[101]

Figura 29: O sistema Canary

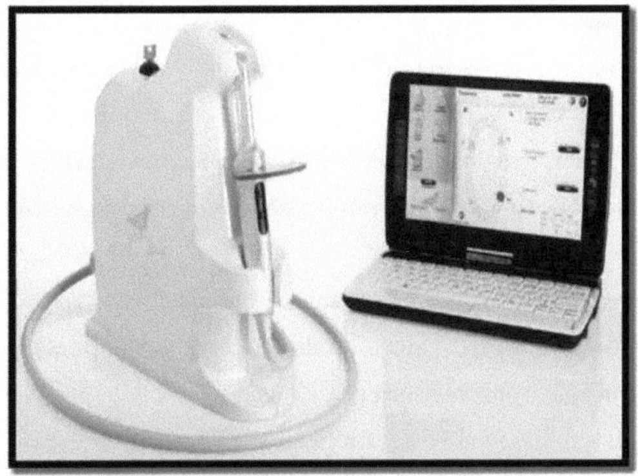

Figura 30: Diagnóstico de cáries utilizando o sistema Canary

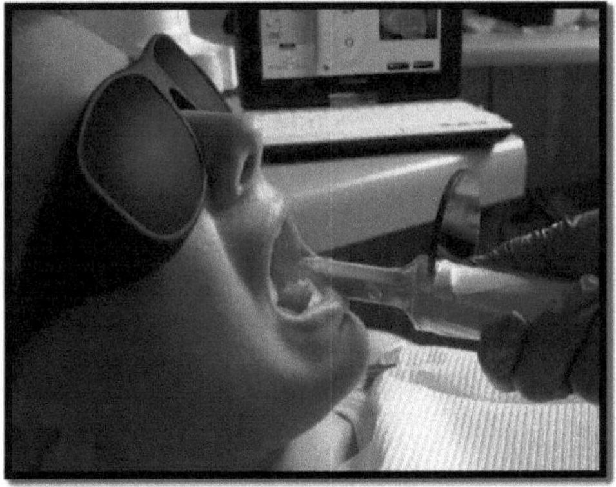

Técnica de laser Doppler:

Até há pouco tempo, a medição do fluxo sanguíneo pupilar de dentes humanos intactos era uma visão. Houve uma série de tentativas usando vários métodos, por exemplo, fotopletismografia e ultrassom Doppler, no entanto, o método mais promissor para o desenvolvimento potencial no campo odontológico é a técnica de laser Doppler (LDT). Esta questão está relacionada com o fluxo sanguíneo pulpar e não com a função das fibras sensoriais, como é habitualmente testado pela eletricidade. A primeira indicação da capacidade de medir o fluxo sanguíneo pulpar de forma não invasiva utilizando a LDT foi mostrada em 1986 (Gazelius et al). É uma ferramenta muito importante e útil para determinar o fluxo sanguíneo pulpar, ajudando assim no diagnóstico e no planeamento do tratamento.[102]

Diagnodent:

Dispositivos de Fluorescência Laser (LF) Hibst realizou um trabalho significativo que levou ao desenvolvimento de dispositivos clínicos para a prática dentária com base na LF. Variou o comprimento de onda de excitação numa vasta gama e, inicialmente, apresentou resultados promissores com excitação de 406-488 nm, uma vez que as emissões de fluorescência eram muito elevadas e os padrões de emissão de uma superfície dentária saudável e de uma região cariada podiam ser facilmente distinguidos. No entanto, rejeitou a ideia de desenvolver um dispositivo ótico utilizando estas excitações, uma vez que tal exigia uma fonte de luz UV-violeta potente e uma análise espetral precisa. No entanto, conseguiu demonstrar que o rendimento fluorescente de uma superfície saudável diminui muito mais do que o da região cariada, à medida que o comprimento de onda de excitação aumenta na região do espetro vermelho. Esta descoberta levou ao desenvolvimento do primeiro dispositivo de fluorescência ótica em cadeira de dentista pela KaVo (Biberach, Alemanha) em 1999, denominado DIAGNOdent.

Este utiliza um laser de díodo In:Ga:As:P que emite a 655 nm para detetar cáries oclusais. Os dispositivos LF modernos, como o DIAGNOdent, irradiam normalmente os alvos com luz laser coerente e monocromática na gama de 600-700 nm (por exemplo, luz vermelha a 655 nm), recolhendo depois a radiação de fluorescência. Um filtro passa-alto remove a luz reflectida e a luz ambiente (da luz do dia e da iluminação do laboratório), de modo a que apenas passe a luz infravermelha próxima (>680 nm). A radiação de fluorescência de maior comprimento de onda é então avaliada utilizando um detetor. A intensidade da radiação fluorescente é apresentada ao operador como um valor digital (numa escala de 0-99). Tal como o sistema DIAGNOdent "Classic", o DIAGNOdent Pen (Fig. 31) e o laser de díodo In:Ga:As:P deste sistema também utilizam a mesma abordagem de diagnóstico LF e utilizam iluminadores laser, detectores e software de processamento idênticos. Pensa-se que esta sensibilidade e especificidade melhoradas se devem às características de fluorescência dos derivados da porfirina, que actuam como fluoróforos essenciais na cárie dentária para a deteção de bactérias no canal radicular, com base nas emissões de fluorescência das bactérias e dos seus subprodutos ou metabolitos.[103]

Figura 31; a.) Sistema DIAGNOdent "Classic" equipado com a sonda C b.) Kit DIAGNOdent Pen

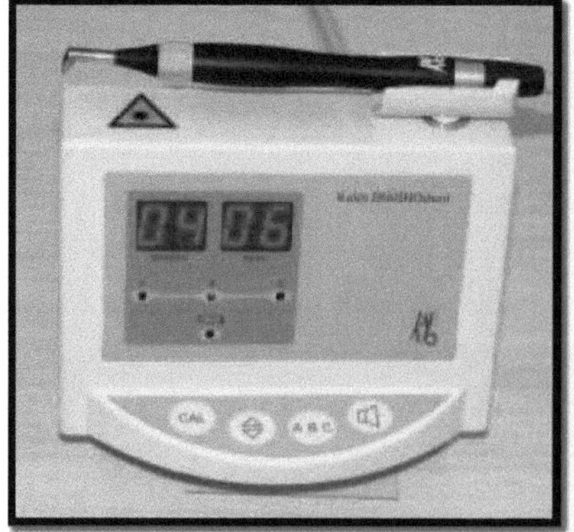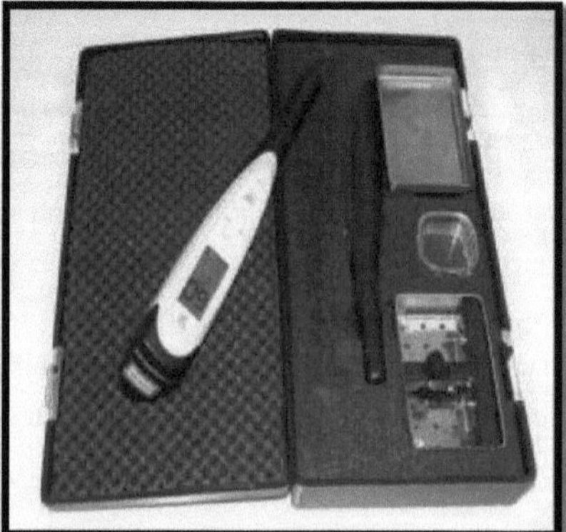

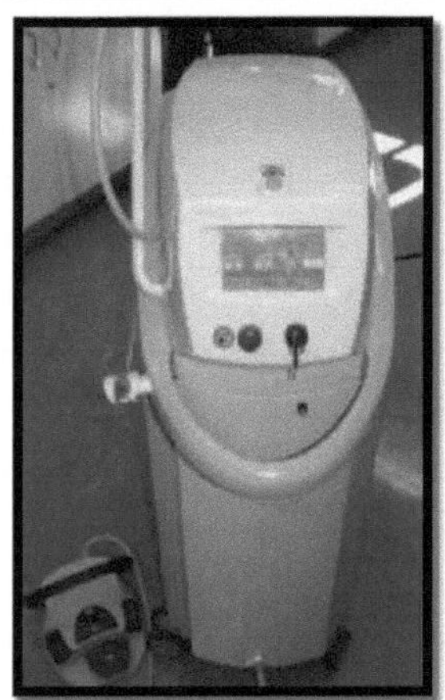

CAPÍTULO 11
CONCLUSÃO:

Com o advento dos lasers na medicina dentária, os procedimentos complexos tornaram-se mais fáceis e poupam tempo, resultando numa melhoria dos cuidados prestados aos pacientes. Os estudos clínicos mostram claramente as vantagens dos tratamentos com laser em relação aos métodos e técnicas convencionais atualmente utilizados. Os sistemas laser mais recentes também se concentram em melhorar os sistemas de distribuição existentes, desenvolver novos tipos de fibras, combinar comprimentos de onda num único pacote, o que resulta em unidades laser mais pequenas e económicas.

Existem boas razões para centrar o tratamento dos dentes contaminados não vitais na destruição das bactérias no canal radicular. As hipóteses de um resultado favorável do tratamento são significativamente maiores se o canal estiver livre de bactérias quando é obturado. O potencial efeito antibacteriano da irradiação laser associado à ação de bioestimulação e à aceleração do processo de cicatrização está bem estabelecido. Assim, o laser resultou num protocolo endodôntico melhorado.

No passado, o tratamento dentário oferecia muitas razões para um paciente evitar os serviços da especialidade: não compreender a necessidade de um tratamento, desconforto psicológico e factores económicos e sociais; no entanto, o facto de o maior problema ser o "medo da dor". Quando o conhecimento dos parâmetros necessários para um tratamento ideal é uma realidade, podem ser desenvolvidos lasers, que podem proporcionar aos dentistas a capacidade de cuidar dos seus pacientes com técnicas e equipamentos melhorados.[1]

O laser oferece vantagens como a ausência de sangue no campo operatório e no pós-operatório, a não necessidade de sutura, a ausência mínima ou total de dor pós-operatória e a elevada aceitação por parte dos pacientes, o que faz do laser uma alternativa muito vantajosa às modalidades de tratamento convencionais, como o bisturi ou a eletrocirurgia. À medida que mais clínicos e investigadores descobrem as vantagens que o laser oferece, a presença do laser no consultório dentário tornar-se-á cada vez mais comum.

CAPÍTULO 12

BIBLIOGRAFIA:

1 .) Kadokar G, Ataide IDND, Pavaskar R, Lasers em odontologia conservadora, Journal of clinical and diagnostic research 2012, 6: 533-536.

2 .) Ingle J I, Bakland L K, Baumgartner J C ,Ingle's Endodontics 6th Edition.

3 .) As G V, Erbium Lasers in dentistry, Dent Clin N Am 2004, 48 : 1017-1059.

4 .) Stabholz A, Helft SS, Moshonov J, Lasers em Endodontia, Dent Clin N Am 2004, 48: 809- 832.

5 .) Devlin H Operative dentistry: Um Guia Prático para Inovações Recentes 2006, 18-20.

6 .) Sun G, Turner J, Low- level laser therapy in dentistry, Dent Clin N Am 2004, 48: 1061-1076.

7 .) Rechmann P, Dental laser research: selective ablation of caries, calculus, and microbial plaque from the idea to the first in vivo investigation, Dent Clin N Am 2004, 48: 1077-1104.

8 .) Pandey V, Lasers em odontologia operatória e endodontia 2015, 1st Edição pg 10-14.

9 .) Clayman L, Kuo P, Lasers em cirurgia maxilofacial e odontologia, pág. 1-3.

10 .) Kanaparthy A, Kanaparthy R, Lasers em Endodontia, Journal of medicine and medical science research 2012, 1 : 108-115.

11 .) Mishra M B, Mishra S, Lasers e a sua aplicação clínica em medicina dentária, International Journal Of Dental Clinics 2011:3(4):35-38.

12 .) Convissar R A, Principles and practice of Laser Dentistry 2011, pg 16-18.

13 .) Hans V M, Sood S, Bathla S, Periodontics Revisited Section 9, chapter 62, pg 490-491.

14 .) Parker S, documento verificável C P D: Introdução, história do laser e da produção de luz laser, British Dental Journal, 2007, 202: 21-31.

15 .) Shirani F, Birang R, Malekipur M R, Zeilabi A, Shahmoradi M, Kazemi S, Khazaei S Adesão ao laser Er:YAG e à dentina de raiz e coroa preparada com broca. Australian Dental Journal 2012; 57: 138-143.

16 .) Asnaashari M, Safavi N. Aplicação de lasers de baixo nível em medicina dentária (endodontia). J Lasers Med Sci 2013; 4(2):57-66.

17 .) Sweeney C, Coluzzi D J, Parker P, Parker SPA, Sulewski J G , Joel M. White, D. Segurança do laser em medicina dentária, J Laser Dent 2009;17(l):39-49.

18 .) Chandra B S, Gopikrishna V .Grossman's Endodontic Practice 13th Edition pg 525.

19 .) Olivi G, Crippa R, laria G, Kaitsas V, DiVito E, Benedicenti S. Laser em endodontia (Parte I) 2011, PG 7-8.

20 .) Olivi G, Laser Use in Endodontics: Evolução da Irradiação Laser Direta para Irrigação Activada por Laser. J Laser Dent 2013 ;21(2): 5 8-71.

21 .) Husein A. Aplicações de Lasers em Medicina Dentária: A Review, Archives of Orofacial Sciences 2006; 1:1-4.

22 .) Burkes EJ, Hoke J, Gomes E e Wolbarsht M.Wet versus dry enamel ablation by Er: YAG laser. J Prosthet Dent 1992,67:847-851.

23 .) Rechmann P, Goldin DS e Hennig T. Er:YAG lasers in dentistry: an overview. SPIE A Sociedade

Internacional de Engenharia Ótica. 1998, 3248: 0277-0286.

24 .) Armengol V, Jean A e Marion D. Aumento da temperatura durante a ablação de dentina com laser Er: YAG e Nd: YAP. J Endodon, 2000; 26(3): 138 -141.

25 .) Cavalcanti BN, Lage-Marques JL e Rode SM. Aumento da temperatura pulpar com laser Er:YAG e peças de mão de alta velocidade. J Prosthet Dent 2003, 90: 447-451.

26 .) Cozean C, Arcoria CJ, Pelagalli J e Powell GL. Medicina dentária para o século XXI? Laser Erbium:YAG para dentes. J Am Dent Assoc 1997, 128: 1080-1087.

27 .) Dostalova T, Jelinkova H, Kucerova H, Krejsa O, Hamai K, Kubelka J e Prochazka S .Ablação por laser Er: YAG sem contacto: Avaliação clínica. J Clin Laser Med Surg, 1998; 16(5): 273-282.

28 .) Gimbel CB. Procedimentos a laser em tecidos duros. Dental Clinics of North America 2000, 44(4): 931-953.

29 .) Keller U, Hibst R, Geurtsen W, Schilke R, Heidemann D, Klaiber B e Raab WHM . Aplicação do laser Erbium: YAG na terapia da cárie. Avaliação da perceção e aceitação do paciente. J Dent 1998, 26: 649-656.

30 .) Martinez-Insua A, Dominguez LS, Rivera FG e Santana-Penin UA. Diferenças na adesão a superfícies de esmalte e dentina tratadas com ácido ou Er: YAG - laser. J Prosthet Dent 2000, 84: 280-288.

31 .) Schwarz F, Arweiler N, Georg T e Reich E . Efeitos dessensibilizantes de um laser Er: YAG na dentina hipersensível, um estudo clínico prospetivo controlado. J Clin Periodontol 2002, 29:211-215.

32 .) Hossain M, Nakamura Y, Kimura Y, Yamada Y, Ito M e Matsumoto K.Caries- Preventive Effect of Er: YAG Laser Irradiation with or without Water Mist. J Clin Laser Med Surg.2000;18(2): 61-65.

33 .) Apel C, Schafer C e Gutknecht N . Desmineralização de cavidades de esmalte preparadas com laser Er: YAG e Er,Cr: YSGG em cavidades de esmalte preparadas com laser in vitro. Caries Res 2003, 37: 34-37.

34 .) Watanabe H, Yamamoto H, Kawamura M, Okagamv Y, Kataoka K e Ishikawa I. Acid Resistance of the Human Teeth Enamel Irradiated by Er: YAG Laser. 6° Congresso Internacional de Lasers em Medicina Dentária 2001, 68-69.

35 .) Arimoto N, Suzaki A, Katada H e Senda A. Acid Resistance in Lased Dentine. 6th Congresso Internacional de Lasers em Medicina Dentária 2001, 61-62.

36 .) Featherstone JDB . Deteção e prevenção de cáries com energia laser. Dental Clinics of North America 2000, 44(4): 955-969.

37 .) Sun G. O papel dos lasers na medicina dentária estética. Dental Clinics of North America 2000, 44(4): 831-850.

38 .) Berutti E, Marini R, Angerreti A. Capacidade de penetração de diferentes irrigantes nos túbulos dentinários.J Endod 1997; 23:725-727.

39 .) Matsumoto K: Lasers em Endodontia: DCNA. 2000; 44(4): 889-906.

40 .) Nobert Gutknecht: Lasers em endodontia. Jornal da academia de laser e saúde 2008; 4 : 1-5.

41 .) Mathew S , Thangaraj D N,JIADS Lasers In Endodontics 2010;1:31-37.

42 .) Nair PN. Patogénese da periodontite apical e as causas dos insucessos endodônticos. Crit Rev Oral Biol Med.2004; 15: 348-381.

43 .) Erin Koci et al: Lasers em medicina dentária. Uma atualização da tomada de decisões clínicas baseada em evidências: Pakistan oral and dental journal. 2009;29 (2): 409- 423.

44 .) Gutknecht N: Lasers em endodontia. Jornal da academia de laser e saúde. 2008; 4 : 1-5.

45 .) Pong R: Esterilização no tratamento de canais radiculares - avanços actuais. Hong kong dental journal.2004; 1:52-57.

46 .) Bergmans et al: Effect of photo activated disinfection on endodontic pathogens ex vivo. EJ. 2007; 41(3): 227-239.

47 .) Anic I, Matsumoto K: Comparação da capacidade de vedação da guta-percha amolecida a laser, condensada lateralmente e termoplastificada a baixa temperatura. J of Endod .1995; 21:464- 469.

48 .) Anic I, Matsumoto K: Transmissão de calor dentinário induzida por uma técnica de obturação de guta percha amolecida por laser. 1995; 21:470-474.

49 .) Gorkhay et al: Effects of oral soft tissue produced by a diode laser in vitro. Lasers in Surgery and medicine 1999; 25:401-406.

50 .) Lee B.S: Alterações ultra-estruturais da dentina humana após irradiação com laser Nd:YAG. Lasers Surg Med.2002; 30(3): 246-252.

51 .) Daniel Humberto Pozzo et al: Lasers de CO , Er: YAG e Nd:YAG 2 em cirurgia endodôntica. J appl Oral Sci.2009; 17(6):596-599.

52 .) Academia de medicina dentária a laser.2008; 1-184.

53 .) Nisha Garg e Amit Garg- Textbook of endodontics.

54 .) Nishad S G, Thyath M N, Sharma M, Zaidi I, Laser em Endodontia - Revista de Investigação Avançada em Ciências Médicas e Dentárias, 2015: 3(2), 137-141.

55 .) Epstein JB, OakleyC,MillnerA, Emertson, VanderMeijE, Oral Path Oral Radio.Endod 1997:83,537-547.

56 .) Walsh LJ.BurgeoningTechnology. Rowland Company Edição 2 1998;6.

57 .) Cohen RE, Ammons WF: Lasers em Periodontia.

58 .) GottsegenR, Comité de Investigação Científica e Terapêutica de Chicago 1991.

59 .) Sharon E, AzazB, Ulmansky M: Vapourização da melanina nos tecidos orais e na pele com um laser Co_2 .

60 .) YousufA, HossainM, Nakamura's Y Et A1:A Case Report ,J Clin Laser Med Surg 18:263,2000.

61 .) Williams TM, Cobb CM, RapleyJW, KilloyWJ, Into J Periodontal. 1997; 68:1151.

62 .) Política sobre a utilização de lasers em pacientes pediátricos dentários, Academia Americana de Odontopediatria, Políticas de Saúde Oral 2013,36:75-77.

63 .) Robert Rapisarda, Benefícios da odontologia a laser, Laser Dentistry Dental Technology Comestic Dentistry Restorative 2013 .

64 .) Dang A B, Rallan N S.Role of lasers in periodontology: A Review, Annals of Dental Speciality 2013, 01; 8-12.

65 .) Cohen RE, Ammons WF: Lasers em periodontia, Precauções e riscos associados à utilização clínica de lasers. J Periodontol;2002: 73:1231.

66 .) Marshall WJ, Conner PW. Fieldlaser hazard calculations. HealthPhysl987;52(l):27-37.

67 .) McKenzie AL. Segurança com lasers cirúrgicos. J Med EngTechnoll984; 8(5):207-214.

68 .) Harris MD, Lincoln AE, Amoroso PJ, Stuck B, Sliney D. Laser eye injuries in military occupations (Lesões oculares provocadas por laser em profissões militares). Aviat Space Environ Med 2003;74(9):947-952.

69 .) Lund DJ, Edsall P, Stuck BE, Schulmeister K. Variação dos limiares de lesão retiniana induzida por laser com a área irradiada da retina: 0,1-sduration, 514-nm exposures. J Biomed Opt 2007;12(2):024023-1-7.

70 .) Parker P. Laser Safety-Changes to regulations as to use (Segurança do laser-Mudanças na regulamentação quanto à utilização). J Acad LaserDent2006;14(l):32- 34.

71 .) Norma nacional americana para a utilização segura de lasers.Orlando, Fla: The Laser Institute of America.2007;2:2-3

72 .) Manni JG. Aplicações dentárias de lasers avançados (DAALTM), Burlington, Massachusetts: JGM Associates, Inc.2007;2-17.

73 .) Práticas recomendadas para a segurança do laser em ambientes de prática. Comité de Práticas Recomendadas da Associação de Enfermeiros Registados Pré-Operatórios (AORN) J 2004;79(4):836,838.

74 .) Handley JM. Eventos adversos associados ao tratamento cutâneo não ablativo com laser visível e infravermelho.J Am AcadDermatol2006;55(3):482-489.

75 .) Bigony L. Riscos associados à exposição à pluma de fumo cirúrgico: Uma revisão da literatura. AORN J 2007;86(6): 1013-1024

76 .) Derrick JL, Li PTY, Tang SPY, Gomersall CD. Proteção do pessoal contra partículas virais transportadas pelo ar: In vivo efficiency of laser masks.J Hosp Infect 2006;64(3):278-281.

77 .) Fisher RW. Fumo de laser no bloco operatório. Biomed Technol Today 1987; 191 -194.

78 .) Piccione P J, Dental Laser Safety. Dent Clin N Am 48 (2004) 795-807.

79 .) Daane SP, Toth BA. Incêndio na sala de operações: Princípios e prevenção. Plast Reconstr Surg 2005; 115(5):73e-75e.

80 .) Simpson JI, Wolf GL. Inflamabilidade de estetoscópios esofágicos, sondas nasogástricas, sondas de alimentação e vias aéreas nasofaríngeas em atmosferas enriquecidas com oxigénio e óxido nitroso. AnesthAnalgl988;67(ll):1093-10958.

81 .) Ishikawa I, Sculean A: Dentisteria em periodontia. In Proceedings of First International Workshop of Evidence-Based Dentistry on Lasers in Dentistry, Chicago, 2007, Quintessence, pg- 239.

82 .) Wailling JC, Peterson OG, Jensen HP, et al: Tunable alexandrite lasers, IEE J Quant Electron. 1980; 16:1302.

83 .) Scheps R, Getely BM, Myers JF: Alexandrite laser pumped by semiconductor lasers, Appl Phys Lett. 1990; 23:2288-2290.

84 .) Rechmann P, Hennig T: Ablação selectiva de cálculo dentário com um laser de alexandrite de dupla frequência. Medical applications of lasers III. 1996; Proc SPIE 2623:180-188.

85 .) Rechmann P, Hennig T: Investigações SEM da superfície do cemento após irradiação com um alexandritelaser de dupla frequência. 1996; Proc SPIE 2672:176-180.

86 .) Rechmann P, Hennig T: Estudos básicos e aplicados com o método da frequência dupla laser de alexandrite: uma visão geral, J Acad Laser Dent.2002; 10:15-17.

87 .) Hennig T, Rechmann P, Pilgrim CH, et al: Ablação selectiva de cáries por pulsos lasers.1991; Proc SPIE 1424:99-105.

88 .) Pilgrim C, Rechmann P, Goldin DS, Hennig T: Medição da eficiência na remoção de cálculos com um laser de alexandrite de dupla frequência numa mandíbula de porco.2000; Proc SPIE 3910:50-58.

89 .) Jelinkova H, Dostalova T, Nemec M, et al: Branqueamento dentário por radiação laser, Laser Physics Lett.2005; 1:617-620.

90 .) Schoop U, Kluger W, Moritz A, et al: Efeito bactericida de diferentes sistemas laser nas camadas profundas da dentina, Lasers Surg Med.2004; 35:111-116.

91 .) Dickers B, Lamard L, Peremans A, et al: Aumento da temperatura durante a desinfeção foto-activada dos canais radiculares, Lasers Med Sci 2007.

92 .) Ishikawa I, Aoki A, Takasaki AA: Potenciais aplicações do laser erbium:YAG em periodontia, J Periodont Res.2004; 39:275-285.

93 .) Wainwright M: Photodynamic antimicrobial chemotherapy (PACT), J Antimicrob Chemother. 1998; 42:13-28.

94 .) Bhatti M, MacRobert A, Meghji S, et al: A study of the uptake of toluidine blue O by Porphyromonas gingivalis and the mechanism of lethal photosensitization, Photochem PhotobioL 1998; 68:370-376.

95 .) Bhatti M, Nair SP, Macrobert A J, et al: Identification of photolabile outer membrane proteins of Porphyromonas gingivalis, Curr MicrobioL2001;43 :96-99.

96 .) Harris F, Chatfield LK, Phoenix DA: Fotossensibilizadores à base de fenotiazina, agentes fotodinâmicos com uma multiplicidade de alvos celulares e aplicações clínicas, Curr Drug Targets 2005;6:615-627.

97 .) Christodoulides N, Nikolidakis D, Chondros P, et akPhotodynamic therapy as an adjunct to non-surgical periodontal treatment: a randomized, controlled clinical trial, J Periodontol.2008; 79:1638-1644.

98 .) Garcez AS, Nunez SC, Hamblin MR, Ribeiro MS Efeitos antimicrobianos de terapia fotodinâmica em pacientes com polpas necróticas e lesão periapical, J Endod .2008;34:138-142.

99 .) Giusti JS, Santos-Pinto L, Pizzolito AC, et al: Ação fotodinâmica antimicrobiana na dentina utilizando uma fonte de luz de díodo emissor de luz, Photomed Laser Surg.2008; 26:281-287.

100 .) Hayek RR, Araujo NS, Gioso MA, et al: Estudo comparativo entre os efeitos da terapia fotodinâmica e da terapia convencional na redução microbiana em peri-implantite induzida por ligadura em cães, J Periodontol.2005; 76:1275-1281.

101 .) Jeon, R. J., Mandelis, A., Sanchez, V., e Abrams, S. H., "Dental depth profilometric diagnosis of pit and fissure caries using frequency-domain infrared photothermal radiometry and modulated luminescence", SPIE . 5320, Photons plus Ultrasound: Imaging and Sensing 2004, 29-39.

102 .) Gazelius B, Stromberg U L, Pettersson H, Oberg P A. Técnica Laser Doppler - um futuro instrumento de diagnóstico da vitalidade da polpa dentária. Workshop de Técnicas de Medição 1986; 8-9.

103 .) Shakibaie F, George R, Walsh L J. Aplicações da fluorescência induzida por laser em medicina dentária. Jornal Internacional de Clínicas Dentárias 2011:3(3):38-44.

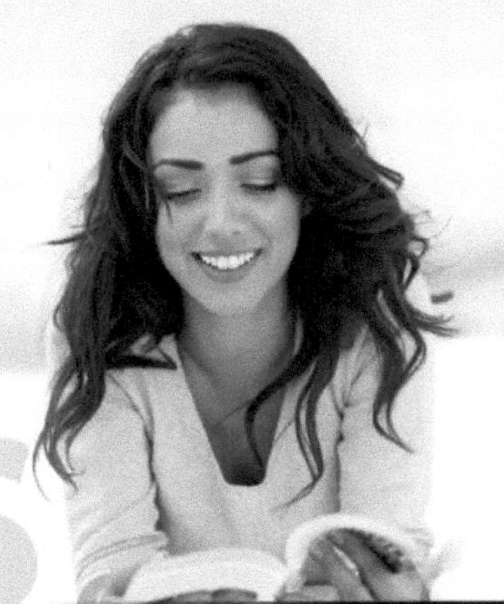

yes
I want morebooks!

Buy your books fast and straightforward online - at one of world's fastest growing online book stores! Environmentally sound due to Print-on-Demand technologies.

Buy your books online at
www.morebooks.shop

Compre os seus livros mais rápido e diretamente na internet, em uma das livrarias on-line com o maior crescimento no mundo! Produção que protege o meio ambiente através das tecnologias de impressão sob demanda.

Compre os seus livros on-line em
www.morebooks.shop

info@omniscriptum.com
www.omniscriptum.com

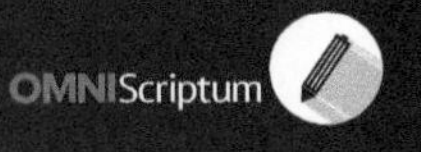

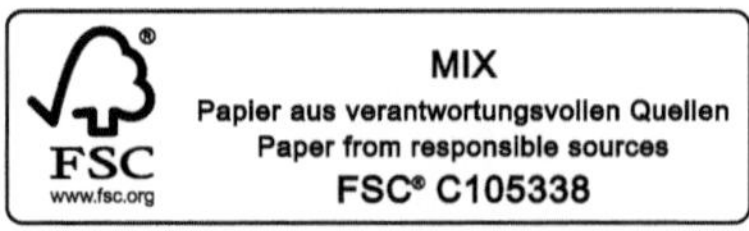

Printed by Books on Demand GmbH, Norderstedt / Germany